Basic & Practice

看護・医療を学ぶ人のための

よくわかる
関係法規

改訂第2版

看護学テキスト　専門基礎分野

Gakken

●編集

松原 孝明（大東文化大学法学部法律学科教授）

●執筆

松原 孝明（大東文化大学法学部法律学科教授）

…第1章、第2章、第3章、第4章Ⅰ～Ⅲ、Ⅴ～Ⅷ、第5章、第6章Ⅰ～Ⅶ、第7章、第8章、第9章担当

モーセン 桜子（行政書士、大東文化大学法学部法律学科研究補助員）

…第4章Ⅳ、Ⅶ-11、第6章Ⅷ～ⅩⅣ担当

●執筆協力

杉本 由香

…看護師国家試験過去問題（解答・解説）

表紙・本文デザイン，DTP：株式会社エストール
本文デザイン：エストール
イラスト：Guu

はしがき【改訂第２版の出版にあたって】

看護・医療関連法規は、看護師国家試験においてますます重要な分野となってきている。これまで看護関連法規分野においては、重厚かつ詳細な多くの教科書が出版されてきたが、法律に関してまったく知識がなく、苦手意識すらもっている看護学生でもわかりやすく、読みやすい教科書がないかとの現場の声を伺っていた。その声に応えるかたちで企画されたのが本書である。看護学生が学ばなければならない法規のほとんどが行政法規であり、行政法規の解説は、その性質上仕方のないことではあるが、単調な記述にならざるをえない。そこで、本書では語りかけ口調のわかりやすい表現を用い、イラストや図を多く取り入れる等の工夫を重ねた。そのような経緯で本書の初版は2020年に刊行されたが、幸いにも現場の先生方や多くの学生から高い評価をいただくことができた。

その後、医療法や児童福祉関連法規、育児介護休業法の改正などいくつかの主要な法規の改正があるとともに、初版刊行直後から発生した新型コロナウイルスの世界的な蔓延により感染症法の内容の修正など本書の内容を大幅に修正する必要が生じた。そこで、今回、編集部のご協力を得て改訂第２版を刊行することになった。

本書は、学研メディカル秀潤社発行の雑誌月刊ナーシングおよびナーシングキャンパスへの連載記事執筆で得られた知見が盛り込まれている。本書が、看護師を志す学生の国家試験合格のための学習の一助となれば幸甚である。

なお、本書が完成するにあたって、ご尽力いただいた学研メディカル秀潤社編集部の皆様、また、本書執筆のきっかけとなる出会いをいただいた杉本由香先生に深く感謝申し上げたい。

松原　孝明

Contents

第1章 医療関係者が知っておくべき法の基礎

Ⅰ 法とはなにか 2
Ⅱ 法の種類 3
Ⅲ 制定法の効力 8
Ⅳ 条文の読み方 9
Ⅴ 覚えておくべき法律用語 11

第2章 医療従事者に関する法律

Ⅰ 保健師助産師看護師法 16
Ⅱ 看護師等の人材確保の促進に関する法律 29
Ⅲ 医師法・歯科医師法 33
Ⅳ 薬剤師法 40
Ⅴ 臨床検査技師等に関する法律 ... 44
Ⅵ 理学療法士及び作業療法士法 ... 47
Ⅶ 診療放射線技師法 51
Ⅷ 臨床工学技士法 55
Ⅸ 言語聴覚士法 59
Ⅹ 救急救命士法 63

第3章 医療に関する法律

Ⅰ 医療法 70
Ⅱ 臓器の移植に関する法律 79

第4章 公衆衛生法

Ⅰ 地域保健法 84
Ⅱ 健康増進法 87
Ⅲ 精神保健及び精神障害者福祉に関する法律（精神保健福祉法） 90
Ⅳ 母子保健法 95
Ⅴ 母体保護法 99
Ⅵ 学校保健安全法 101
Ⅶ 感染症の予防及び感染症の患者に対する医療に関する法律（感染症法）... 104
Ⅷ 予防接種法 113

第5章 薬務に関する法律

Ⅰ 医薬品、医療機器等の品質、有効性及び安全性の確保等に関する法律（医薬品医療機器等法）..... 118
Ⅱ 麻薬及び向精神薬取締法 127
Ⅲ 大麻取締法 131
Ⅳ あへん法 131
Ⅴ 覚せい剤取締法 131

第6章 社会福祉に関する法

Ⅰ 社会福祉法 134
Ⅱ 生活保護法 136
Ⅲ 老人福祉法：高齢者福祉に関する法 ... 139

Ⅳ 障害者基本法
：障害者福祉に関する法① 142

Ⅴ 障害者の日常生活及び社会生活を総合的に支援するための法律
（障害者総合支援法）：障害者福祉に関する法②
..... 145

Ⅵ 身体障害者福祉法
：障害者福祉に関する法③ 148

Ⅶ 知的障害者福祉法
：障害者福祉に関する法④ 151

Ⅷ 児童福祉法：児童福祉に関する法① ... 152

Ⅸ 児童虐待の防止等に関する法律
：児童福祉に関する法② 158

Ⅹ 母子及び父子並びに寡婦福祉法
：児童福祉に関する法③ 161

Ⅺ 子ども・子育て支援法
：児童福祉に関する法④ 164

Ⅻ 就学前の子どもに関する教育、保育等の総合的な提供の推進に関する法律：児童福祉に関する法⑤ ... 167

XIII 子どもの貧困対策の推進に関する法律：児童福祉に関する法⑥ ... 168

XIV 児童買春、児童ポルノに係る行為等の規制及び処罰並びに児童の保護等に関する法律（児童買春・児童ポルノ禁止法）：児童福祉に関する法⑦ 169

第7章
社会保険法

Ⅰ 医療保険とは 172

Ⅱ 健康保険法：医療保険① 173

Ⅲ 国民健康保険法：医療保険② 176

Ⅳ 高齢者の医療の確保に関する法律
：医療保険③ 178

Ⅴ 年金保険とは 180

Ⅵ 国民年金法：年金保険① 181

Ⅶ 厚生年金保険法：年金保険② 183

Ⅷ 介護保険法：介護保険 184

Ⅸ 雇用保険法：雇用保険 189

Ⅹ 労働者災害補償保険法：労災保険 ... 190

第8章
労働に関する法

Ⅰ 労働基準法 194

Ⅱ 育児休業、介護休業等育児又は家族介護を行う労働者の福祉に関する法律（育児・介護休業法） 197

Ⅲ 労働安全衛生法 200

第9章
医療事故が起きたときの責任

Ⅰ 民事上の責任 207

Ⅱ 刑事上の責任 208

Ⅲ 行政上の責任 209

巻末付録

看護師国家試験過去問題（解答・解説）... 210

索引 222

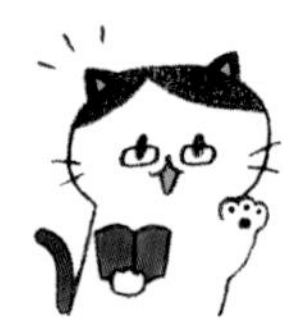

●本書のアイコンについて

WORDS　：本文中にて登場した用語の解説をしています。

TIPS　：本文中の記述に関する補足説明をしています。

●法令の調べ方

本書『看護・医療を学ぶ人のための　よくわかる関係法規 改訂第2版』では、日本国憲法をはじめとした、日本の医療分野にかかわるさまざまな法令を紹介・解説しています。そして、本文中では、必要に応じてそれぞれの法令の条文を抜粋して掲載しています。

ですが、皆さんが本書を読み進めて学びを深めていく過程で、たとえば、「この本には書いてないけど、○○法の○条になんて書いてあるのかが知りたい」、「条文そのものを参照したい」と思うことがあるかもしれません。

そんなときの調べ方の一例として、下記のサイトは比較的手軽に参照することができます。

e-Gov法令検索
https://elaws.e-gov.go.jp/

こちらは、総務省行政管理局が運営するサイト内にある検索サービスです。各府省が確認した法令データを提供しています。各府省が確認した法令データを順次更新していますが、官報(※)で掲載された内容と異なる場合には、官報が優先します。

また、現在さまざまな法規集が出版されていますので、必要に応じて各種文献を参照するとよいでしょう。

なお、法令の調べ方に限らない話ですが、医療従事者(専門職)を目指す皆さんにとって、「この分野の知識をもっと知りたい」という場面には、これからもしばしば行き当たると思います。

そんなときに、信頼できる書籍やwebサイトなど、さまざまなツールを駆使して自分にとって必要な知識が得られる能力を培うことは、とても重要になるはずです。

法令の調べ方を通じて、そうした能力も養ってみてはいかがでしょうか。

※官報：法令などの政府情報を知らせるための公的な伝達手段。法律、政令、条約などの公布を国民に広く知らせる重要な役割を果たしている。行政機関の休日を除き、内閣府が毎日発行している。

第1章

医療関係者が知っておくべき法の基礎

本章では、これから皆さんが後の章で学んでいく各法律を読むために最低限必要な事項について解説します。

I 法とはなにか

社会にはさまざまな守るべきルールがあります。たとえば、電車でお年寄りや身体が不自由な方に席を譲らないと白い目で見られますし、「車内では携帯電話による通話はお控えください」と書いてあります。

こうしたケースはほんの一例で、社会には自分の属している集団の決まり事、地域の風習や慣習、道徳、宗教的な決まり事など、守るべきルールがたくさんあります。このように、社会に秩序を与えるルールを**社会規範**といいます。皆さんが学ぼうとしている法も社会規範の一つです。

しかし、法は他の社会規範と異なり、政府が権力を使って国民に法を守らせ、守らない国民に対して刑罰などの制裁を課することができるという点、つまり強制力をもっているという点において他の社会規範とは大きく異なっています。たとえば、お年寄りに席を譲らなければならないという社会規範は、言い換えれば道徳です。道徳に従わないと、周りの人から非難されることはありますが、それにより罰せられることはありません。一方、たとえば他人の物を盗んだ場合には、刑法235条により10年以下の懲役または50万円以下の罰金が科せられます。これが、法と社会規範との大きな違いです。

図　社会規範のなかでの法の位置づけ

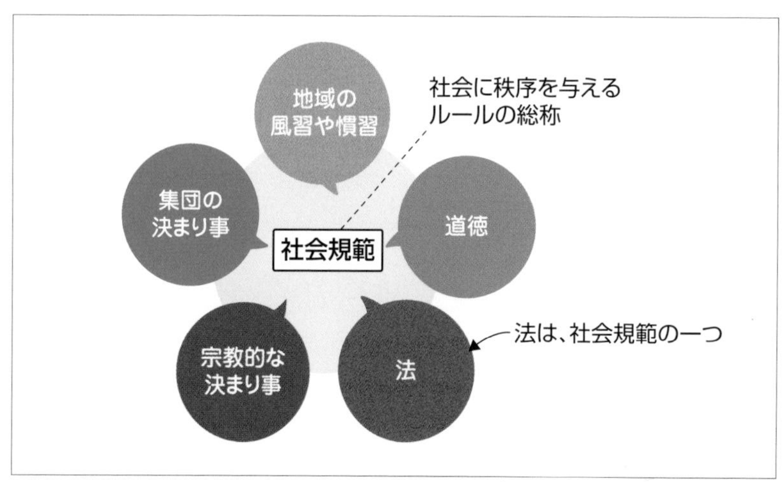

Ⅱ 法の種類

法のなかでも立法機関などによって制定された法を**制定法**といいます。制定法は、文章(条文)の形式で制定されていることから成文法ともよばれます。一方、**不文法**というものもあり、慣習や後ほど説明する判例などがこれにあたります。

医療関係者のみなさんは、主に制定法を勉強する必要があります。たとえば、看護師を目指している方は、保健師助産師看護師法について学びます。しかし、その他にも似たような名前の、保健師助産師看護師法施行令、保健師助産師看護師法施行規則などがあり、それらについても参照する必要があることでしょう。

では、「〜法」、「〜施行令」、「〜施行規則」は何が違うのでしょうか？　実は、制定法には憲法をはじめとして、法律、命令、条例、規則などのさまざまな種類があるのです。

以下では、まず「制定法の種類」について説明していきましょう。

1 制定法のピラミッド構造

制定法は図のように、憲法を頂点としたピラミッドの関係にあります。そのため、下位の法が上位の法に反する場合には、下位の法は無効となります。たとえば、法律の規定と命令の規定が衝突する場合には、上位である法律が優先し、下位である命令の規定は無効となるのです。

図　制定法のピラミッド構造

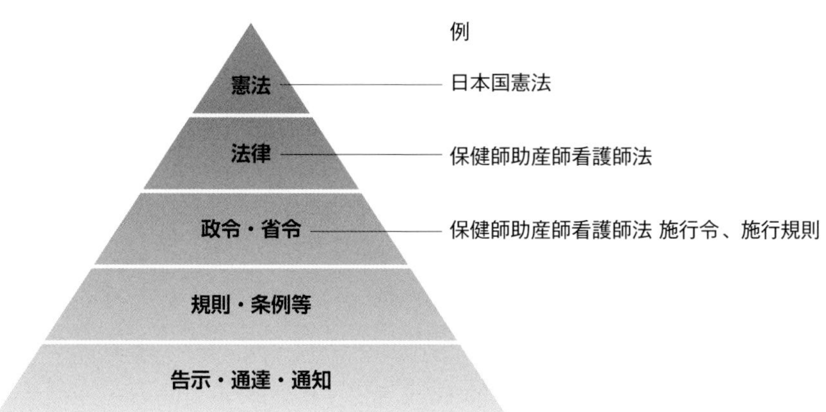

2 憲法

憲法とは、国家権力の組織や権限、統治の根本規範(法)となる基本原理、原則を定めた法規範をいいます。憲法は「国の最高法規である」とされていますが、みなさんはあまりその意味を理解していないかもしれません。

憲法には、国家からみなさんを守る役割と国家にみなさんを守ることを要請する役割があります。つまり①**国家からの自由**と②**国家による自由**という考え方です。

まず、①**国家からの自由**の側面をみてみましょう。

国家は法律によって私たちの自由を縛ります。たとえば、「20歳になるまでお酒を飲んではいけない」とか、「麻薬を吸引してはいけない」などです。

それは法律で禁止しています!!
ダメ!
ダメ!
麻薬
酒
20歳未満

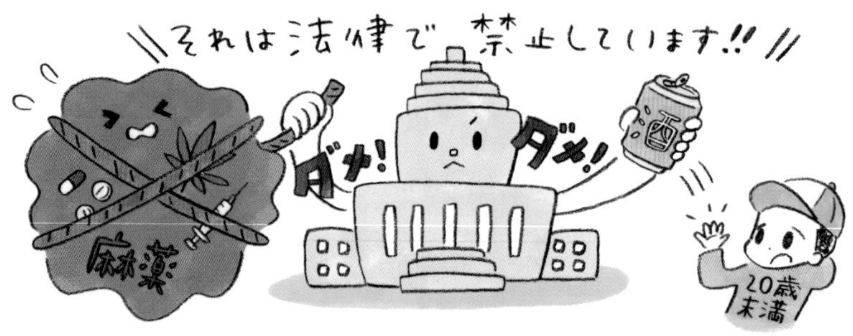

国家は、私たちが健康に安全に暮らすためにこうした規制を行うのですが、ときどきそれが行き過ぎてしまう場合があります。そのような行き過ぎを防ぐのが憲法の役割です。

たとえば、漫画は青少年の発育によくないとして漫画の販売を禁止する法律を作ったとします。それは、憲法21条に規定された自由権の一つである表現の自由に反するので、そのような法律は違憲となり無効となるのです。

漫画は悪影響があるので、今後は法律で禁止しま
待った〜!!
え〜!!
それは憲法21条の「表現の自由」に反します! 無効です!!

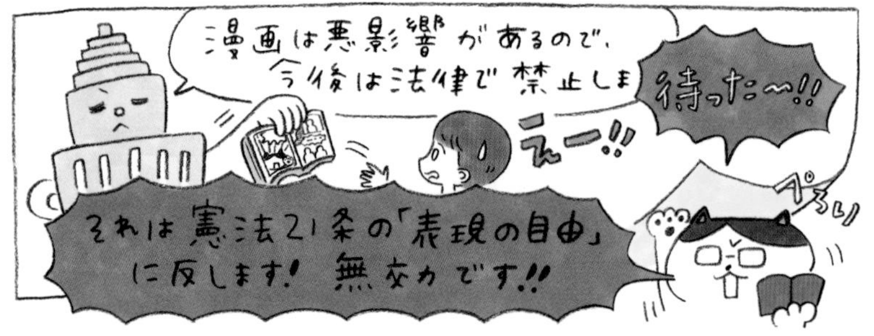

つまり、憲法は最高法規として、法令(法律や命令の総称)の最上位にあり、憲法に反する法律や命令その他の法令を無効とすることで、国家による恣意的で行き過ぎた立法から国民を守る役割があるのです。これが「国家からの自由」です。

このように憲法によって国家権力を制限し、人権保障をはかることを**立憲**

主義といい、憲法について最も基本的で大切な考え方です。

次に憲法のもう一つの役割である②**国家による自由**の側面をみてみましょう。理解するために、憲法25条の条文で説明します。

憲法25条1項は「すべて国民は、健康で文化的な最低限度の生活を営む権利を有する」としています。また、2項で「国は、すべての生活部面について、社会福祉、社会保障及び公衆衛生の向上及び増進に努めなければならない」としています。これは社会権の一つである生存権について定めたものです。

自由権は「国家からの自由」とよばれるのに対して、社会権は「国家による自由」とよばれています。国家が国民生活に介入しないだけでは、資本主義経済のもとで貧富の差が広がってしまいます。そこで、社会的な弱者を国家が積極的に救済すべきだという福祉国家の理念が生まれました。これを具体化したのが生存権です。

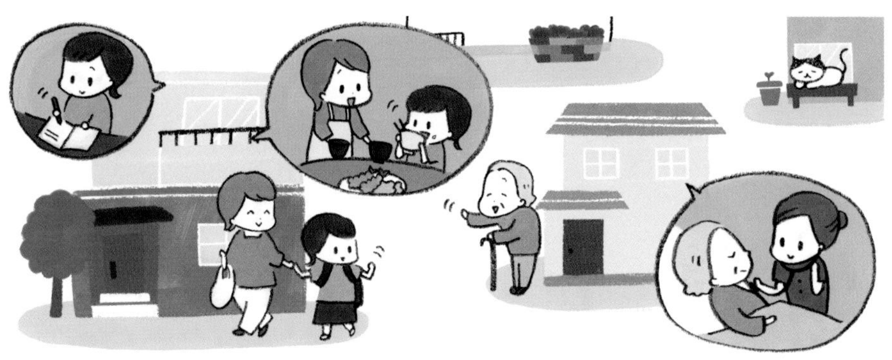

国民に健康で文化的な最低限度の生活を送ることを保障する

つまり、この規定があることにより、憲法は国家に「国民が健康で文化的な最低限度の生活を送ること」の保障を要請し、実際に国家はその実現のための施策を行わなければならなくなります。これが「国家による自由」です。

3 法律

法律は、私たちの代表であり、国の唯一の立法機関である**国会**が定めたものです。皆さんの身近なところでいうと、保健師助産師看護師法、医師法などが法律にあたります。

4 命令（政令・省令など）

命令は、行政機関が制定した法であり、政令、省令・府令の総称です。**政令**は、内閣が制定する法であり、**省令（府令）**は各省の大臣が所管の行政上の業務について制定する法です。保健師助産師看護師法施行令が政令、保健師助産師看護師法施行規則が省令にあたります。

「……施行令とか施行規則とかややこしいな。全部、保健師助産師看護師法で定めたらいいのに」と思うかもしれませんね。

保健師助産師看護師法は法律です。ということは、その制定や改正のためには、国会での議決を必要とします。そのため、なにか内容を変更しようとしてもそのプロセスは容易ではありません。

そこで、根幹は法律で定めて、あとで変更の可能性の高い細かい部分は、政令(施行令)と省令(施行規則)で定めておくのです。その場合には法律に「～については政令で定める」といった規定が必要となります。これを「委任規定」といい、その委任規定に基づいて定められた政令･省令を「委任命令」といいます。

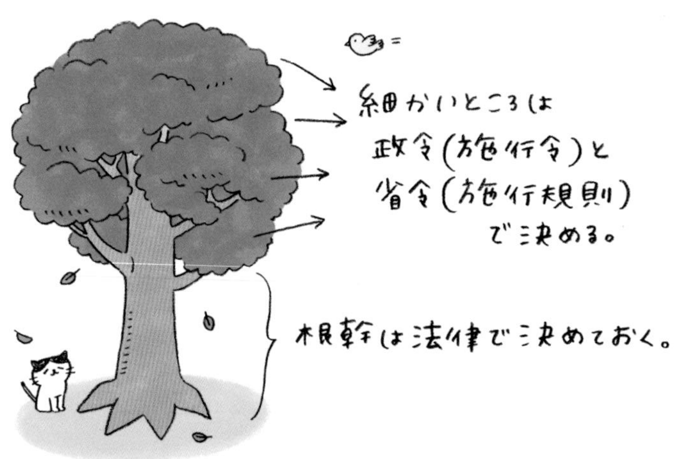

法律と命令の関係ですが、法律のほうが「上」であり、政令も省令も法律に反することはできません。それは、法律だけが国民を代表する国会により制定されたものだからです。

法律の次が、内閣の定める「政令」、次いで各大臣が定める「省令」(内閣府の場合には「府令」といいます)といった序列になります。内閣とは、内閣総理大臣をはじめとした各大臣の集まりで、行政権の本体です。ですから、政令は一人の大臣が発することができる省令・府令より効力が上なのです。

5 規則

規則は、憲法または、法律によって規則制定権を与えられている機関、たとえば、最高裁判所、衆議院および参議院、人事院、地方公共団体の首長などが定める法です。

なお、保健師助産師看護師法施行規則などの～法施行規則は「規則」とありますが、省令なので気をつけてください。

6 条例

地方公共団体の議会が、その地域の行政を実施するために制定する法を、条例といいます。都道府県単位の条例や、市や特別区単位での条例もあります。

7 告示

国や地方公共団体などの機関が、必要な事項を公示する行為またはその行為の形式をいいます。

8 通達

各大臣、各委員会などの長官が、その所掌事務に関して所管の諸機関や職員に命令または示達する形式の一種です。法令の解釈、運用の留意点などに関するものが多くあります。

9 通知

特定人または不特定多数の人に対して、特定の事項を知らせる行為です。国が自治体に出したり、所管省庁が業界団体に出したりします。

Ⅲ 制定法の効力

制定法の効力について、覚えておいてほしいことは、以下の３点です。

1 法律不遡及の原則

法律が新たに制定、改正されたときには、その法律は施行（法律が効力をもつこと）よりも以前の事実や行為には、適用してはいけないという原則です。

たとえば、赤色の服を着たら罰金という決まりを作って、「昨日、赤色の服を着ていたから罰金ね」と、あとからさかのぼって言われても困りますよね。そのようなことのないようにするための原則であり、近代法の大原則でもあります。

今日から赤い服を
着たら罰金でーす。
私は大丈夫だな…
あっ！あなた昨日
赤い服着てたでしょ！
罰金です!!
えー?!
確かに昨日は
そうだったけど…

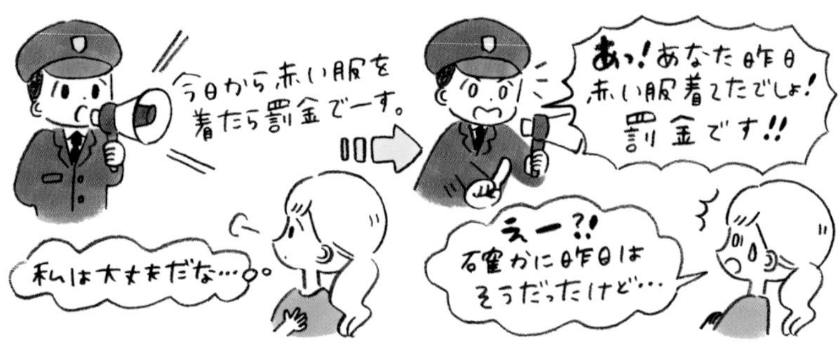

2 特別法は一般法に優先する

制定法のなかには、特定の人や行為に限定的に適用される**特別法**と、それらの限定なしに適用される**一般法**があります。

特別法の内容と一般法の内容が衝突する場合には、特別法が一般法に優先して適用されます。

3 新法は旧法に優先する

新しく作られた新法と、すでに定められている旧法が衝突する場合には、新法が優先することになります。

Ⅳ 条文の読み方

これまで、医療関係者にとって必要な制定法の基礎知識について学んできました。次に制定法の条文の読み方について説明したいと思います。

第七条　保健師になろうとする者は、保健師国家試験及び看護師国家試験に合格し、厚生労働大臣の免許を受けなければならない。
２　助産師になろうとする者は、助産師国家試験及び看護師国家試験に合格し、厚生労働大臣の免許を受けなければならない。
３　看護師になろうとする者は、看護師国家試験に合格し、厚生労働大臣の免許を受けなければならない。

これは、保健師助産師看護師法（保助看法）の７条の条文です。

算用数字で２、３……と書かれた部分を**項**とよびます。「助産師になろうとする者は、助産師国家試験及び看護師国家試験に合格し、厚生労働大臣の免許を受けなければならない。」という部分は、保助看法７条２項ということになります。

では１項はどこにあるのでしょうか？

正式な条文の場合、１項には１と書いてありません（条文集によっては①と記されている場合もありますが、それはその条文集の編者が付したものです）。ですから、「保健師になろうとする者は、保健師国家試験及び看護師国家試験に合格し、厚生労働大臣の免許を受けなければならない。」の部分が、保助看法７条１項ということになります。

次は、保助看法１４条の条文です。

第十四条　保健師、助産師若しくは看護師が第九条各号のいずれかに該当するに至つたとき、又は保健師、助産師若しくは看護師としての品位を損するような行為のあつたときは、厚生労働大臣は、次に掲げる処分をすることができる。
一　戒告
二　三年以内の業務の停止
三　免許の取消し

2　准看護師が第九条各号のいずれかに該当するに至つたとき、又は准看護師としての品位を損するような行為のあつたときは、都道府県知事は、次に掲げる処分をすることができる。
一　戒告
二　三年以内の業務の停止
三　免許の取消し

※青字、赤字は筆者によるもの。

今度は、漢字で一、二……というのがでてきました。この漢数字の部分を**号**とよびます。ですから、条文内の青字の部分は、保助看法14条1項1号ということになります。そして赤字の部分は、保助看法14条2項2号ということになります。

次に保助看法15条の二をみてみましょう。

第十五条の二　厚生労働大臣は、第十四条第一項第一号若しくは第二号に掲げる処分を受けた保健師、助産師若しくは看護師又は同条第三項の規定により保健師、助産師若しくは看護師に係る再免許を受けようとする者に対し、保健師、助産師若しくは看護師としての倫理の保持又は保健師、助産師若しくは看護師として必要な知識及び技能に関する研修として厚生労働省令で定めるもの(以下「保健師等再教育研修」という。)を受けるよう命ずることができる。

15条の二は、15条と16条の間にあります。この二の部分を**枝番号**とよびます。15条と15条の二はまったく別の条文です。15条と16条の間に、あとから条文が付け加えられたので、15条の二となりました。

もし、条文を付け加えたときに条文の数字にをずらしてしまうと、ややこしいことになってしまうため、このように枝番号が用いられているのです。

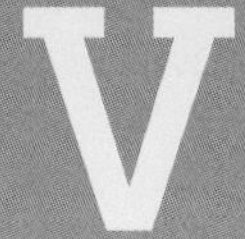

V 覚えておくべき法律用語

ここでは、法律を読むうえで必要な「用語の意味」を解説します。

法律において用いられる言葉は、私たちが日常で用いる意味とは異なる場合があります。また、日常ではあいまいに用いているものでも、法律においては厳格に意味が分けられる場合があります。

たとえば私たちは、「または」、「もしくは」という言葉について、日常であまり明確な意味の違いを意識していません。しかし、条文で出てくる「又は」、「若しくは」には、明確な用法の違いがあります。

そこで、ここではとくに注意が必要な言葉をピックアップして解説します。

1 「以上」「以下」「超える」「未満」

「以上」と「超える」、「以下」と「未満」の違いは、「以上」「以下」が基準となる数を含むのに対して、「超える」「未満」は含まないという点に差があります。

たとえば、「18歳未満は入場禁止」とされている場合、18歳の人は入場することができ、「18歳以下は入場禁止」とされている場合は、18歳の人は入場できないことになります。

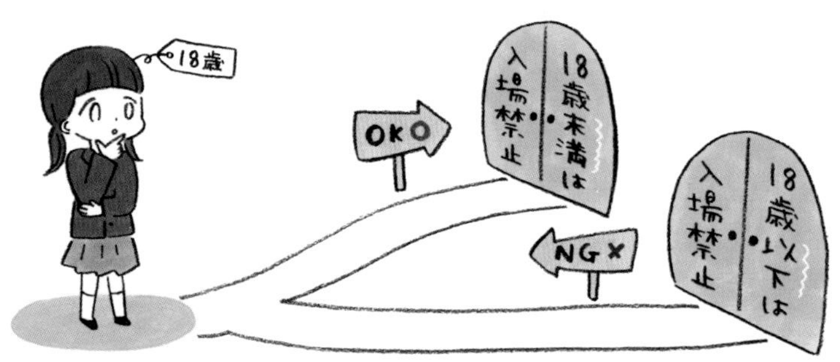

2 「及び」「並びに」

「及び」と「並びに」も、日常的にはあまり区別がなされていませんが、法律用語としては、明確な使い分けがなされています。

まず、普通に使われるのは「及び」です。そして、接続の段階が２段階になる場合、たとえば、Ａ＋Ｂというグループがあって、これにＣを加える場合は、「（Ａ及びＢ）並びにＣ」というように、小さい接続の方に「及び」を使い、大きい接続の方に「並びに」を使います。

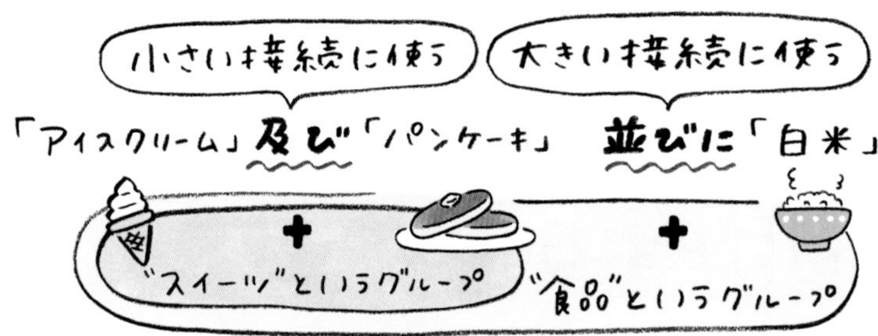

3 「又は」「若しくは」

上記の「及び」「並びに」と同様に、「又は」「若しくは」も、日常的にはあまり区別がなされていませんが、法律用語としては、明確な使い分けがなされています。

まず、普通に使われるのは「又は」です。そして、選択的な接続の段階が２段階になる場合、たとえば、ＡかＢという小さい選択があって、これにＣという大きな選択を加える場合は、「（Ａ若しくはＢ）又はＣ」というように、小さい接続の方に「若しくは」を使い、大きい接続の方に「又は」を使います。

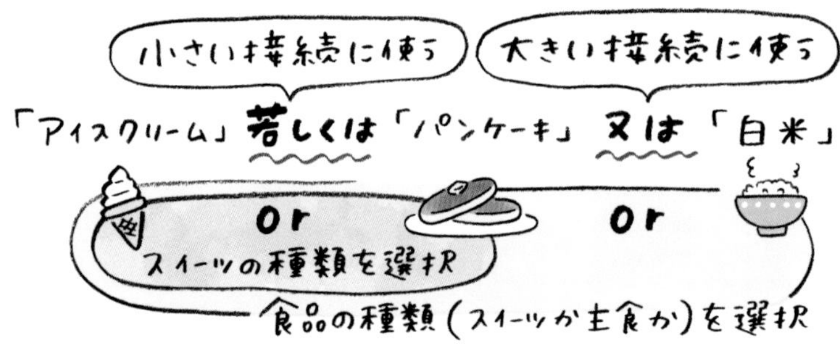

4 「遅滞なく」「速やかに」「直ちに」

「遅滞なく」「速やかに」「直ちに」には、どれだけ急がなければならないかの違いがあり、段階としては次のようになります。

START
もしもし実は別件があって少し遅れそうです
すみませんちょっと急いでるんで
最優先!
GOAL
「遅滞なく」
合理的な理由がある限りでの遅れは許される。
「速やかに」
できるだけ早くするように努めるべきである。
「直ちに」
一切の遅れが許されない。

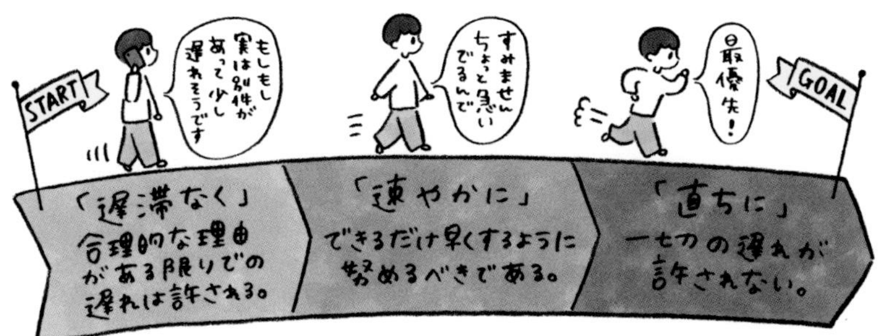

5 「時」「とき」「場合」

「時」と「とき」は、読み方は同じですが、使い方が異なります。

「時」は、〜月〜日〜時〜分のような、時点や時刻を表すのに使われます。一方で、「とき」は「場合」と同じく、「〜もし〜ならば」という仮定的な条件を表すのに用いられます。

では、「とき」と「場合」はどのような違いがあるのでしょうか？　日常では、この2つは混同して用いられることも多いのですが、条件が重なる場合には、大きな条件については「場合」が、小さな条件については「とき」が用いられます。

「時」
具体的なある時点や時刻を表す

「場合」
救急車で運ばれた場合において…
大きい条件を表す
「とき」
患者の意識がないときは…
より小さい条件を表す

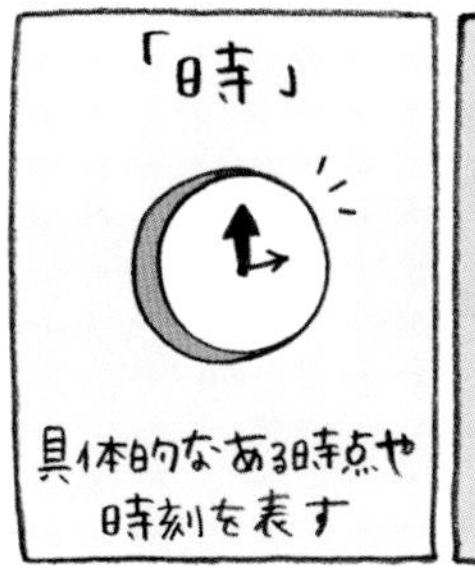

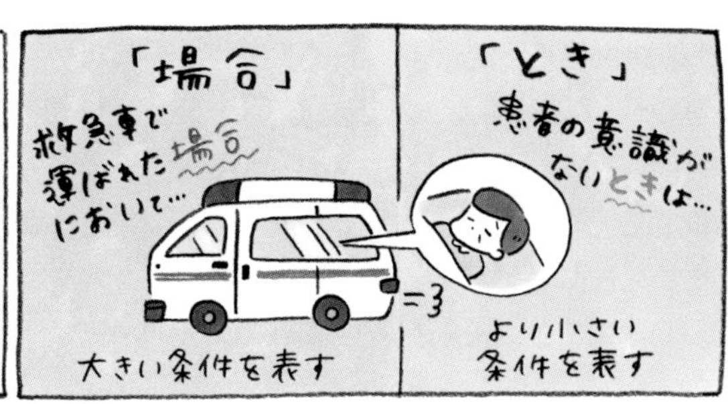

6 「乃至」

「乃至(ないし)」は、日常生活においては、「又は」と同じような意味で用いられることが多いのですが、法律の条文においては「1条乃至5条」という形で用いられ、これは「1条から5条まですべて」という意味になります。

IN CONCLUSION

●法とは、社会規範の一つであり、地域の風習や慣習、道徳、宗教的な決まり事などと同じような"ルール"である。ただし、法は罰則という強制力をもっているため、ほかの社会規範とは大きな違いがある。
●法の種類には制定法と不文法がある。そして制定法には、ピラミッド構造のような効力の優先順位や原則が存在する。
●制定法の条文は、「〇〇法〇条〇項〇号」のような形式で表されている。また、「〇条の〇」のように枝番号で表されているものもある。
●条文では、私たちが日常で用いる単語であっても、異なる意味をもつことがあり、より厳密な使い分けがなされていることも多い。たとえば、「及び」は小さい接続を、「並びに」は大きい接続を表現するのに用いられる。

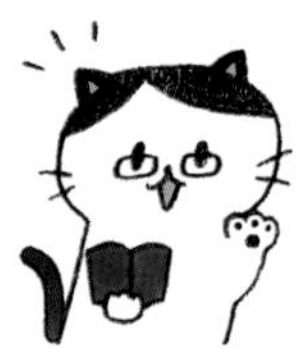

こうしてみると、法ってすごくしっかり決まっている印象を受けますね。
猫の世界とは全然違うんだニャー。

第2章
医療従事者に関する法律

医師、歯科医師、看護師、助産師、保健師、理学療法士、作業療法士など、さまざまな医療関連の国家資格がありますが、それぞれの資格の定義や、業務内容、免許の取得の条件などは法律によって明確に定義されています。

本章では、それらの各医療関連国家資格に関する法律について個別にみていきたいと思います。各資格の説明においては、重複している部分も多くあるため、省略している部分もありますので、その際には、各指定参照箇所をご覧ください。

また、細かい点については、厚生労働省令や各法の施行規則などで規定されている場合もあり、それらも逐次引用し、紹介しています。

なぜ、法律で全部を規定せずに省令や施行規則などで、あらためて規定する必要があるのでしょうか？　第１章で学習したように、法律とは、国会において作られる法形式です。国会に法案が提出され、国会議員の議決により成立します。成立までのプロセスに非常に手間がかかるのです。そこで、細かい点は、法律では規定せずに、議決の必要ない省令や施行規則で規定するのです。そうしておけば、後の変更も法律に規定するよりは簡単に行うことができるのです。ですので、皆さんが目指している資格について規定しているのは、～法だけではなく、その他にも参照しなければいけない関連法規があることを覚えておきましょう。

I 保健師助産師看護師法

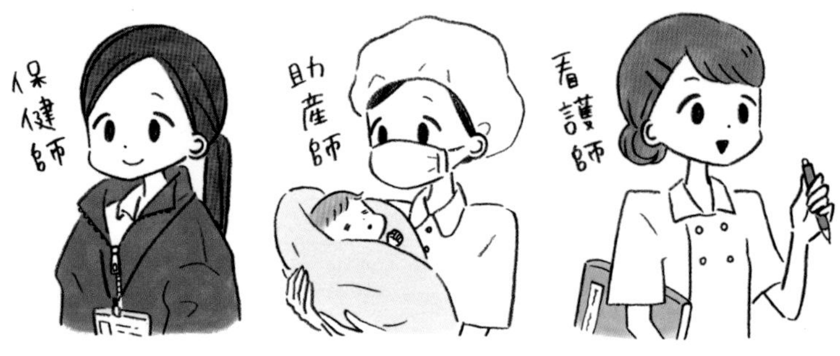

保健師助産師看護師法は、保健師、助産師、看護師、准看護師の資格の定義、免許や業務についての基本事項を定めた法律です。保健師、助産師、看護師、准看護師を目指す方にとっては最も基本的な法律となりますので、内容をしっかり把握しましょう。

看護師国家試験の必修問題で多数出題されていますので注意してください！

現在の保健師助産師看護師法（以下、保助看法）が成立したのは2001年です。ここに至るまでの流れを時系列でみてみましょう。

保健師助産師看護師法が成立するまでの流れ

1899（明治32）年	**産婆規則**	産婆とは現在の助産師を指す
1915（大正4）年	**看護婦規則**	それまで各地で決められていたものを、資格と業務の全国的な統一をはかるために制定
1941（昭和16）年	**保健婦規則**	名称や資格を一定にし、保健指導の普及・強化をはかるために制定
1948（昭和23）年	**保健婦助産婦看護婦法**	別々に定められていたものが1つの法律に統合された。「～婦」とあり、女性がメインと想定されていたことがわかる。男性は看護士とよばれた
2001（平成13）年	**保健師助産師看護師法**	男女共同参画の高まりにより、男女共通で「～師」とよぶことに。助産師になれるのは女性のみだがこれも「～師」とよぶ

最初に制定されたのは1899年の産婆規則でした。産婆とは今の助産師のことです。続いて1915年に看護婦規則、1941年に保健婦規則がそれぞれ制定されました。

戦後まもなくして1948年にそれらが統合され、保健婦助産婦看護婦法となりました。各法令の名称をみても「～婦」となっていることから、女性がメインとして想定されていたことがわかります(当時、男性の看護師は看護士とよばれていました)。

その後、男女共同参画が意識され、現在の保健師助産師看護師法に名称が改められました。ですから、現在では看護婦、保健婦とはよばずに男女共通で看護師、保健師とよびます。ちなみに、助産師になれるのは女性のみですが、これも助産師とよびます。

1 資格の定義

では、保健師、助産師、看護師それぞれの資格の定義についてみてみましょう。

(1)保健師

厚生労働大臣の免許を受けて、保健師の名称を用いて、保健指導に従事することを業とする者

保健師の定義はこのように記されています。

「業とする」の意味ですが、公衆に対して反復継続する意思をもって一定の行為を行うことです。「公衆に対して」とは「社会一般の人に対して」ということですので、「家族に対して家庭内で」というのは除外されるでしょう。また、報酬を得るかどうかは関係ありません。

(2)助産師

厚生労働大臣の免許を受けて、助産又は妊婦、じよく婦若しくは新生児の保健指導を行うことを業とする女子

助産師の定義はこのように記されています。

助産師になることができるのは、女性のみです。現在の保助看法が制定される際に、男性の助産師を認めるべきかの議論がなされましたが、出産をする女性が男性の助産師を求めていないことなどから見送られました。

定義のなかにあるそれぞれの用語は右欄で説明しています。

WORDS

助産
妊婦に分娩の徴候が表れてから分娩が終わるまでの間の介助行為

妊婦
受胎後、分娩開始までの女子

じょく婦(褥婦)
分娩終了後、母体が正常に戻るまでの期間(6週間程度)の女子

(3)看護師

> **厚生労働大臣の免許を受けて、傷病者若しくはじよく婦に対する療養上の世話又は診療の補助を行うことを業とする者**

看護師の定義はこのように記されています。

療養上の世話とは、患者の症状などの観察、環境整備、食事の世話、清拭および排泄の介助、生活指導などであり、看護師の主体的な判断と技術をもって行う、看護師の本来的な業務を指します。

診療の補助とは、身体的侵襲の比較的軽微な医療行為の一部について補助するもので、比較的単純なものから、採血、静脈注射、点滴、医療機器の操作、処置など、多岐にわたります。

この「療養上の世話」と「診療の補助」については、看護師の業務を説明するうえでとても重要な考え方になりますので、後ほど詳しく解説します(p.24)。

WORDS

療養上の世話
看護師の主体的な判断と技術をもって行う、看護師の本来的な業務

診療の補助
身体的侵襲の比較的軽微な医療行為の一部について補助するもの

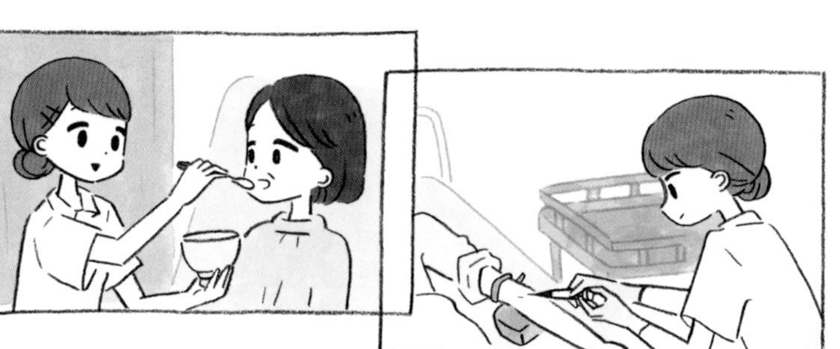

(4)准看護師

> **都道府県知事の免許を受けて、医師、歯科医師又は看護師の指示を受けて、前条に規定することを行うことを業とする者**

准看護師の定義はこのように記されています。

「前条」とは、准看護師の定義(保助看法6条)の一つ前、看護師の定義(保助看法5条)を指します。すなわち、「傷病者若しくはじよく婦に対する療養上の世話又は診療の補助を行うこと」です。

准看護師は看護師と同じ業務を行うことができますが、医師、歯科医師または看護師の指示を受けなければなりません。その点が看護師とは違うところです。また、免許を与えるのが厚生労働大臣ではなく都道府県知事であるところも注意が必要です。

ちなみに京都府、滋賀県、大阪府、兵庫県、和歌山県、徳島県においては、県知事ではなく関西広域連合長が免許を与えています。

2 免許

ここで、免許について説明しましょう。

読者の皆さんの多くが、自動車などの運転免許をお持ちだと思います(取得に苦労した人もいるかもしれませんね)。本来、公道で自動車を走行させることは危険な行為なので、法令で禁止されています。その禁止されている行為を、行政による一定の課程を経て、試験に合格した者にだけ免じて許すのが、免許です(**許可**と同じ意味です)。

医師や看護師などが行う医療行為は、人体をメスで切る、針で刺すなどの危険な行為を含みます。そのため、一般の人は行うことが禁止されています。

そこで、一定の教育を受け、免許を取得した人のみにそれらの行為が許されるのです。

(1)免許取得の要件

免許取得の要件には、**積極的要件**と**消極的要件**(**欠格事由**)があります。

積極的要件とは、「免許取得のためにはそれが必ず必要である」というものです。保健師の場合には保健師国家試験と看護師国家試験の両方の合格、助産師の場合は助産師国家試験と看護師国家試験の両方の合格、看護師の場合には看護師国家試験の合格、准看護師の場合には都道府県知事が実施する准看護師試験に合格することです。

一方で消極的要件(欠格事由)とは、「これがあっては免許の取得ができない」というものです。消極的要件(欠格事由)はさらに、**絶対的欠格事由**と**相対的欠格事由**に分けられます。

WORDS

絶対的欠格事由
それがあっては、絶対に免許を受けることができない

相対的欠格事由
それがあっても、場合によっては免許を受けることができる

図　免許取得の要件の分類

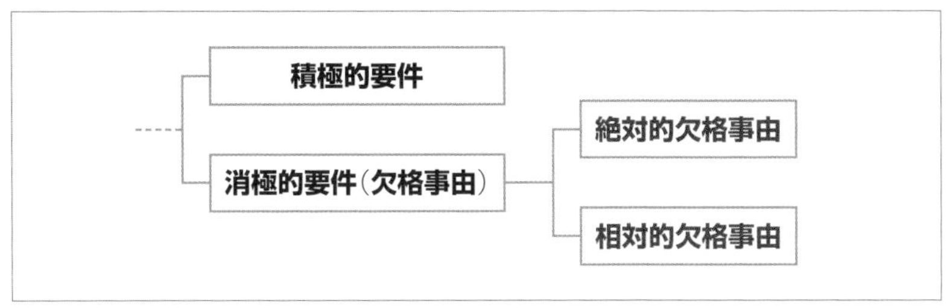

絶対的欠格事由は、当てはまっていたら免許取得できない、一発アウトというものです。かつては、「目が見えない者、耳が聞こえない者又は口がきけない者」は看護師免許を取得することができませんでした(旧保助看法9条)。しかし、障害をもつ人ともたない人が平等に生活する社会を実現させようという

ノーマライゼーションの考え方が広まったことにより、現在はその規定は撤廃され、看護師免許取得にあたって絶対的欠格事由はありません。

相対的欠格事由は、欠格事由に当たっても、場合によっては取得が認められる事由のことです。相対的欠格事由には以下のものがあります（保助看法９条）。

> 第九条　次の各号のいずれかに該当する者には、前二条の規定による免許（以下「免許」という。）を与えないことがある。
> 一　罰金以上の刑に処せられた者
> 二　前号に該当する者を除くほか、保健師、助産師、看護師又は准看護師の業務に関し犯罪又は不正の行為があつた者
> 三　心身の障害により保健師、助産師、看護師又は准看護師の業務を適正に行うことができない者として厚生労働省令で定めるもの
> 四　麻薬、大麻又はあへんの中毒者

上記の９条の欠格事由に該当した場合、それだけで看護師免許の交付が受けられなくなるわけではありません。状況などを審議したうえで、最終的な判断が下されることになります。

欠格事由に該当する場合、基本的に合格後にその申告を行います。看護師国家試験に合格した人は、免許の申請を行う際、過去に罰金以上の刑罰を受けたことがあるか否か、欠格事由に該当しているかどうかを申告する義務があるのです。この申告があってから、事実確認や聴取、審議などが行われ、最終的に免許を発行するかどうかの判断が下されることになります。

（2）籍の登録、免許の申請

国家試験、准看護師試験に合格しただけで安心してはいけません。合格だけで免許を受けられるわけではありません。免許の申請および一定事項が記載された帳簿である**籍**に登録をする必要があります。

厚生労働省には、保健師籍・助産師籍・看護師籍、各都道府県には准看護師籍があり、籍に登録された日から業務を行うことができます。籍に登録されると、厚生労働大臣、都道府県知事から免許証が交付されます。また、籍の登録内容に変更が生じた場合には、**30日以内**に保健師、助産師、看護師は厚生労働大臣に対して、准看護師は都道府県知事に対して、籍の訂正の申請を行う必要があります。免許証の記載事項に変更が生じた場合にも、厚生労働大臣、都道府県知事に対して書換交付申請することができます。

免許証を失くしてしまった場合はどうすればよいのでしょうか。その際には、厚生労働大臣、都道府県知事に対して再交付の申請をすることができます。

(3)免許の取消し、停止、再交付

相対的欠格事由があると免許を取得できない可能性があることはすでに述べましたが、免許取得後に相対的欠格事由に該当するようなことが発生した場合にはどうなるのでしょうか。

免許取得後に、相対的欠格事由に該当するに至った場合、または保健師、助産師、看護師、准看護師としての品位をそこなうような行為があった場合は、免許の取消し、3年以内の業務停止、戒告の処分を受けることがあります(保助看法14条)。

免許の取消しを受けた場合は、5日以内に免許を返納しなければなりません(施行令8条)。

ちなみに処分のうち戒告とは、一番軽い処分のことで、行為に対して注意されることです。「注意されるだけか」と思うかもしれませんが、処分は記録に残り、その後の昇進や転職などに影響を及ぼす可能性があります。

最も重い処分である免許の取消しを受けた場合でも、その取消しの理由となった事項に該当しなくなったとき、その他、その後の事情により再び免許を与えるのが適当だと認められた場合には再免許を与えることができるとされています。

また、厚生労働大臣は、免許の取消し、業務停止、再免許を与えるにあたっては、厚生労働省の審議会の一つである医道審議会の意見を聞かなければなりません。

上記のような、免許の取消し、業務停止、戒告などを**行政処分**といいますが、そのような不利益な行政処分にあたっては行政手続法により、免許の取消しの場合には聴聞の手続きを、業務停止の場合には弁明の機会の付与の手続きをとらなければならないとされています。

「聴聞」と「弁明の機会の付与」の違いですが、聴聞は地位の剥奪などの重い不利益処分の際に、不利益処分を受ける人が直接出頭して説明や意見を行うのに対して、弁明の機会の付与は重い不利益処分ではない場合で、主に弁明書を提出することで行われます。

処分の理由

相対的欠格事由に該当し、処分を受けた理由としては、医療過誤、詐欺、窃盗、交通事故の順に多い

WORDS

聴聞

重い行政処分の際に、出頭して直接意見を述べる

弁明の機会の付与

軽い行政処分の際に文書で弁明

(4)再教育研修

行政処分を受けた後、業務に復帰するにあたり、また再免許を受けるにあたっては、処分の程度に応じた再教育研修が義務付けられています(保助看法15条の二)。

3 保健師、助産師、看護師、准看護師の業務

各業務について説明する前に、**業務独占**と**名称独占**という重要な用語について説明しましょう。

業務独占とは、一定の資格のある者だけがある業務を行うことができると

いうものです。保健師、助産師、看護師、准看護師が行う行為は人体に危険を及ぼす可能性のある行為です。それゆえに、特定の資格を有しているものだけに特定の業務を行うことを認めているのです。

名称独占とは、当該国家資格を有していないと、その名称そのものや紛らわしい名称を名乗ってはいけないというものです。

WORDS

業務独占
一定の資格のある者だけがある業務を行うことができる

名称独占
当該国家資格を有していないと、その名称そのものや紛らわしい名称を名乗ってはいけない

(1)保健師の業務

まず、保健師でなければ保健師またはこれに類する名称を用いて保健指導を行ってはいけません。すなわち、保健師は名称独占ということになります。

業務についてはどうでしょうか。保健師の業務は保健師の名称を用いて、保健指導に従事することです。この、保健指導については業務独占ではなく医師や歯科医師、助産師、看護師、養護教諭も行うことができます。保健指導は非常に重要ではあるのですが、診療の補助や助産などと違い、危険な行為ではないためです。

また、保健師は、傷病者の療養指導を行う場合、主治の医師または歯科医師がいる場合にはその指示を受けなければなりません(保助看法35条)。そして、業務に関して所管する保健所長の指示を受けたときにはこれに従わなければなりません(保助看法36条)。

(2)助産師の業務

助産師の場合も、助産師でなければ助産師またはこれに類する名称を用いてはいけません。すなわち、助産師は名称独占です。

業務としては、助産または妊婦、褥婦もしくは新生児の保健指導を行うことであり、助産師しか行うことができません。すなわち助産師の業務は業務独占です(保助看法30条)。ただし、例外として医師は助産師の業務を行うことができます。

助産師は、助産または妊婦、褥婦もしくは新生児に異常があると認めたときには医師の診察を求めさせることを必要とし、自らその者に対する処置をしてはいけないとされています(保助看法38条)。

業務に従事する助産師は、助産または妊婦、褥婦もしくは新生児の保健指導の求めがあったときには、正当な事由がなければ、これを拒むことができません(保助看法39条)。これを**応召義務**といいます。正当な事由とは、他の助産で手が離せないなどの事情が考えられます。この応召義務については、医師法(p.36)で詳しく解説します。

助産師の業務上の義務として、分娩の介助または死胎(死亡した胎児)の検案をした際、交付してほしいとの要請があった場合には、出生証明書、死産証書、死胎検案書を交付しなければなりません(保助看法39条2項)。そしてこれも正当な理由がない限り拒めません。なお、死産証書、死胎検案書との違いですが、死産証書は医師または助産師が分娩に立ち会った場合で死産だった際の証明書で、死胎検案書は分娩に立ち会わずに死胎だけを検査した際の証明書です。

助産師は、分娩の介助をした際には、助産に関する事項について助産録（助産介助に関する記録）に記載しなければならず、その助産録は、病院・診療所・助産所においてはその管理者が、その他の助産についてはその助産師本人が5年間保存しなければなりません（保助看法42条1項、2項）。

（3）看護師の業務

看護師でなければ看護師の名称またはこれに類する名称（たとえば副看護師、看護助手など）を用いることはできません。看護師も名称独占です。

業務としては、「傷病者若しくはじよく婦に対する療養上の世話又は診療の補助」（保助看法5条）であり、これは業務独占です。ただし、医師は医業の範囲において、歯科医師は歯科医業の範囲において（保助看法31条1項但書）、また保健師と助産師も（保助看法31条2項）、看護師の業務を行うことができます。

保健師、助産師資格は、現在の制度では看護師の免許がないと取得できないので当然ですが、それ以前も保健師と助産師は看護師の業務を行うことができました。その他にも歯科衛生士、診療放射線技師、臨床検査技師、理学療法士、作業療法士なども、それぞれの業務の範囲において診療の補助の一部を行うことができます。看護師の業務は業務独占ですが、さまざまな例外があることを覚えておきましょう。

なお、准看護師の業務は、医師、歯科医師または看護師の指示を受けて、傷病者もしくはじょく婦に対する療養上の世話または診療の補助を行うことですが、名称独占、業務独占ともに看護師と同様です。

表　看護師の業務独占の例外

	業務	資格者
「診療の補助」行為※1	歯科診療の補助	歯科衛生士
	採血・生理学的検査	臨床検査技師
	理学療法	理学療法士
	作業療法	作業療法士
	生命維持装置の操作	臨床工学技師
	救急救命処置	救急救命士
	政令で定める「画像診断装置を用いた検査」	診療放射線技師
「診療の補助」ではない行為※2	放射線の照射	診療放射線技師

※1：これらは、看護師の業務独占に対する例外（保助看法5条、31条に対する特別規定）である。
※2：看護師は行えない。

（4）業務独占に違反した場合

業務独占に違反するとどうなるのでしょうか？

違反すると２年以下の懲役または50万円以下の罰金刑が（保助看法43条１項）、また、保健師、助産師、看護師、准看護師またはこれに類する名称を用いて業務独占に違反したときは２年以下の懲役または100万円以下の罰金となります（保助看法43条２項）。

ちなみに、名称独占のみに違反した場合は30万円以下の罰金刑が科されてしまいます（保助看法45条の二）。

非常に重いですね。

（５）看護師の業務範囲

看護師の業務は保健師助産師看護師法５条により、「療養上の世話」と「診療の補助」に大別されていることはすでに学びました。

療養上の世話は、原則として看護師が独立した業務として、看護師の主体的判断で行うことができますが、診療の補助については、医師または歯科医師の指示を受けなければなりません。

保助看法37条は、以下のように、診療の補助を看護師が単独では行えない行為であると定めています。

> 第三十七条　保健師、助産師、看護師又は准看護師は、主治の医師又は歯科医師の指示があつた場合を除くほか、診療機械を使用し、医薬品を授与し、医薬品について指示をしその他医師又は歯科医師が行うのでなければ衛生上危害を生ずるおそれのある行為をしてはならない。

医師の指示が必要な理由は、診療の補助は、身体に対する侵襲行為（生体に傷をつける行為）を含む医療行為の補助だからです。

医師法17条は、医師でない者の医業（医療行為）を禁止しています。そのため、本来なら医療行為は医師しか行うことができないのですが、看護師は医療行為の一部を医師の指示のもとで、補助として行うことになるわけです。

ただし、すべての医療行為の補助を行えるわけではありません。あくまでも一部です。

医療行為には、医師が常に自ら行わなければならないほど高度に危険な行為（**絶対的医行為**）と、看護師など他の医療従事者の能力を考慮した医師の指示に基づいてゆだねられる行為（**相対的医行為**）があり、後者が診療の補助となるわけです。そうすると、なにが絶対的医行為で、なにが相対的医行為なのかが問題となります。

しかし、その境界線は流動的です。

たとえば、静脈注射について、1951（昭和26）年の厚生省通知では、「静脈注射は、薬剤の血管注入による身体に及ぼす影響の甚大なること及び技術的

WORDS

絶対的医行為
医師しか行うことのできない医療行為

相対的医行為
医師の指示のもと看護師などが行うことのできる医療行為

に困難であること等の理由により本来医師又は歯科医師が自ら行うべきもので法第５条に規定する看護婦の業務の範囲を超えるものである」とされました。ただし、2002（平成14）年には行政解釈が変更され、現在は看護師が行うことのできる業務とされています。

ここでの「法第５条」とは、保助看法5条を指す。p.23ですでに述べたように、看護師の業務を規定している条文である

(6)氏名、住所などの届出

保健師、助産師、看護師は、現在業務に従事しているかどうかにかかわりなく、籍に登録(p.20)したあとは、終身的に資格を得ることになります。なお、保助看法の制定前は、業務に従事しない場合は免許を返納しなければなりませんでした。

業務に従事している保健師、助産師、看護師、准看護師は、**2年ごと**に氏名、性別、生年月日、住所、主たる業務、業務を行う場所、雇用形態、勤務形態などを、就業地の都道府県知事に届けなければなりません（保助看法33条）。

(7)守秘義務

患者に対する適切な診断・治療などを行うためには、医師などの医療従事者が患者などから正確かつ詳細な情報を得ることが不可欠です。

しかし、それらの情報の多くは極めて個人的な情報です。ゆえに、その情報が他者に漏れてしまった場合、その患者の社会的な評価などに関わるおそれがあります。

そのため、医療従事者には、その業務上知りえた人の秘密を漏らしてはならないという守秘義務が課せられています。

保健師、看護師、准看護師については保助看法42条の二が、また助産師については刑法134条が、守秘義務を規定しています。なお、医師、薬剤師、医薬品販売業者、弁護士、弁護人、公証人も刑法134条で規定しています。助産師だけ刑法で規定しているのは、看護師、保健師と異なり、助産師は開業することができるためです。

ともに6か月以下の懲役刑または10万円以下の罰金刑が科されます。

WORDS

守秘義務
医療従事者がその業務上知りえた人の秘密を漏らしてはならないという義務

仕事帰り…
今日のことSNSに書いちゃおー
ちょっと待って！
送信
ポンポン
その書き込み守秘義務に違反してない?!

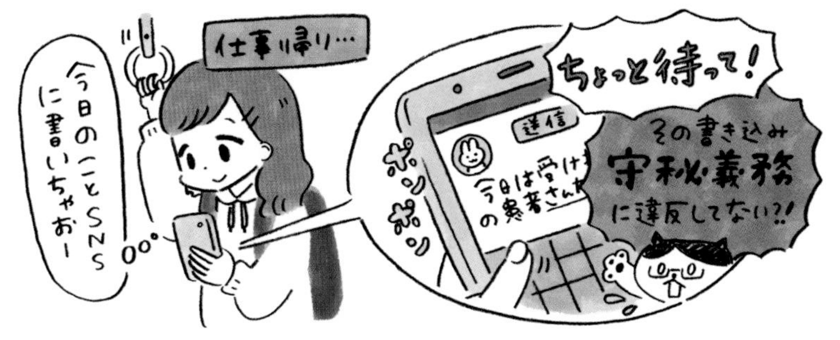

4 試験

保健師国家試験、助産師国家試験および看護師国家試験は、厚生労働大臣が、准看護師試験は、都道府県知事が、厚生労働大臣の定める基準に従い、毎年少なくとも一回実施するとされています。

試験問題を作成するのは、保健師助産師看護師試験委員(准看護師の場合は准看護師試験委員)で、厚生労働大臣が学識者から任命します。それぞれの資格の受験科目や受験手続に関する細則は、保健師助産師看護師法施行規則に規定されています。

それでは、それぞれの資格の受験要件をみてみましょう。

(1)保健師国家試験

保健師国家試験の受験資格は下記のとおりとされています。

第十九条　保健師国家試験は、次の各号のいずれかに該当する者でなければ、これを受けることができない。
一　文部科学省令・厚生労働省令で定める基準に適合するものとして、文部科学大臣の指定した学校において一年以上保健師になるのに必要な学科を修めた者
二　文部科学省令・厚生労働省令で定める基準に適合するものとして、都道府県知事の指定した保健師養成所を卒業した者
三　外国の第二条に規定する業務に関する学校若しくは養成所を卒業し、又は外国において保健師免許に相当する免許を受けた者で、厚生労働大臣が前二号に掲げる者と同等以上の知識及び技能を有すると認めたもの

TIPS
「第二条」とは、保助看法2条を指す。保健師の名称と業務を定義している条文

(2)助産師国家試験

助産師国家試験の受験資格は下記のとおりとされています。

第二十条　助産師国家試験は、次の各号のいずれかに該当する者でなければ、これを受けることができない。

一　文部科学省令・厚生労働省令で定める基準に適合するものとして、文部科学大臣の指定した学校において一年以上助産に関する学科を修めた者

二　文部科学省令・厚生労働省令で定める基準に適合するものとして、都道府県知事の指定した助産師養成所を卒業した者

三　外国の第三条に規定する業務に関する学校若しくは養成所を卒業し、又は外国において助産師免許に相当する免許を受けた者で、厚生労働大臣が前二号に掲げる者と同等以上の知識及び技能を有すると認めたもの

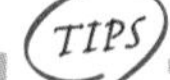

「第三条」とは、保助看法3条を指す。助産師の業務を定義している条文

（3）看護師国家試験

看護師国家試験の受験資格は下記のとおりとされています。

第二十一条　看護師国家試験は、次の各号のいずれかに該当する者でなければ、これを受けることができない。

一　文部科学省令・厚生労働省令で定める基準に適合するものとして、文部科学大臣の指定した学校教育法(昭和二十二年法律第二十六号)に基づく大学(短期大学を除く。第四号において同じ。)において看護師になるのに必要な学科を修めて卒業した者

二　文部科学省令・厚生労働省令で定める基準に適合するものとして、文部科学大臣の指定した学校において三年以上看護師になるのに必要な学科を修めた者

三　文部科学省令・厚生労働省令で定める基準に適合するものとして、都道府県知事の指定した看護師養成所を卒業した者

四　免許を得た後三年以上業務に従事している准看護師又は学校教育法に基づく高等学校若しくは中等教育学校を卒業している准看護師で前三号に規定する大学、学校又は養成所において二年以上修業したもの
五　外国の第五条に規定する業務に関する学校若しくは養成所を卒業し、又は外国において看護師免許に相当する免許を受けた者で、厚生労働大臣が第一号から第三号までに掲げる者と同等以上の知識及び技能を有すると認めたもの

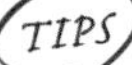

「第五条」とは、保助看法5条を指す。看護師の業務を定義している条文

(4)准看護師試験

准看護師試験の受験資格は下記のとおりとされています。

第二十二条　准看護師試験は、次の各号のいずれかに該当する者でなければ、これを受けることができない。
一　文部科学省令・厚生労働省令で定める基準に適合するものとして、文部科学大臣の指定した学校において二年の看護に関する学科を修めた者
二　文部科学省令・厚生労働省令で定める基準に従い、都道府県知事の指定した准看護師養成所を卒業した者
三　前条第一号から第三号まで又は第五号に該当する者
四　外国の第五条に規定する業務に関する学校若しくは養成所を卒業し、又は外国において看護師免許に相当する免許を受けた者のうち、前条第五号に該当しない者で、厚生労働大臣の定める基準に従い、都道府県知事が適当と認めたもの

TIPS

「前条」とは保助看法21条を指す。看護師国家試験の受験資格を定めている条文。
「第五条」とは、保助看法5条を指す。看護師の業務を定義している条文。

Ⅱ　看護師等の人材確保の促進に関する法律

少子高齢化の進展や医療技術の進歩により、看護師へのニーズが高まったことから、日本では慢性的な看護師不足が問題となっています。

いわゆる団塊の世代（第一次ベビーブームとよばれる1947～1949年に生まれた戦後世代）が、2025年頃までに後期高齢者（75歳以上）に達することによる介護・医療費などの社会保障費の急増が懸念されており、これは**2025年問題**とよばれています。この2025年問題を迎えるにあたり、さらなる人材不足が懸念されているのです（196万人～206万人の看護師が必要と推計される一方、3万人～13万人の不足が予想されています）。

このような背景のもと、看護師不足の問題に対応するために1992（平成4）年に制定されたのが**看護師等の人材確保の促進に関する法律**（以下、**人材確保促進法**）です。

同法の目的はその第一条で下記のように示されています。

> 第一条　この法律は、我が国における急速な高齢化の進展及び保健医療を取り巻く環境の変化等に伴い、看護師等の確保の重要性が著しく増大していることにかんがみ、看護師等の確保を促進するための措置に関する基本指針を定めるとともに、看護師等の養成、処遇の改善、資質の向上、就業の促進等を、看護に対する国民の関心と理解を深めることに配慮しつつ図るための措置を講ずることにより、病院等、看護を受ける者の居宅等看護が提供される場所に、高度な専門知識と技能を有する看護師等を確保し、もって国民の保健医療の向上に資することを目的とする。

※下線は筆者によるもの。

なお、ここでいう看護師等とは、保健師、助産師、看護師、准看護師を指し、病院等とは病院、診療所、助産所、介護老人保健施設、指定訪問看護事業を行う事業所を指します。

1 基本指針

人材確保促進法において、厚生労働大臣および文部科学大臣は、国、地方公共団体、病院などの関係者が一体となって目指すべき目標とする基本指針を策定します。

この際、都道府県からの意見聴取、総務大臣への協議、医道審議会からの意見聴取、労働政策審議会からの意見聴取をして、共同策定します。

この法律に限らず、一般に、法律の条文を読むうえで、だれが策定するのか、その主体をしっかり覚えておくことは非常に重要です。

人材確保促進法で、基本指針に定めるべき内容は以下のとおりです。

・就業動向に関する事項
・養成に関する事項
・民間病院等に勤務する看護師等の処遇の改善に関する事項
・資質の向上に関する事項
・就業の促進に関する事項
・その他看護師等の確保の促進に関する事項

2 国、地方公共団体、病院等の責務

人材確保促進法では、国、地方公共団体、病院等の開設者等、看護師等、国民の、それぞれの責務について、示されています。

看護師等の責務は下記のように示されています。

> **第六条　看護師等は、保健医療の重要な担い手としての自覚の下に、高度化し、かつ、多様化する国民の保健医療サービスへの需要に対応し、研修を受ける等自ら進んでその能力の開発及び向上を図るとともに、自信と誇りを持ってこれを看護業務に発揮するよう努めなければならない。**

また、国民の責務は下記のように示されています。

> **第七条　国民は、看護の重要性に対する関心と理解を深め、看護に従事する者への感謝の念を持つよう心がけるとともに、看護に親しむ活動に参加するよう努めなければならない。**

以下では、国、地方公共団体、病院等の責務をまとめます。

①国の責務
・財政上および金融上の措置、その他の措置を講じるよう努力する
・処遇の改善に努める病院等の健全な経営が確保されるよう必要な配慮をする
・啓発活動などを通じて看護の重要性に対する国民の関心と理解を得るよう努力する
②地方公共団体の責務
・看護師等の確保を促進するために必要な措置を講じるよう努力する
③病院等の責務
・看護師等の処遇の改善、その他の措置を講じるよう努力する

3 看護師等の人材確保のための措置

人材確保促進法では、人材確保のために具体的にどのような措置を行うことを定めているのでしょうか。以下にそれをまとめます。

①国または都道府県は、病院等の開設者に対し、基本指針に定める事項に関する助言・指導を行います。
②公共職業安定所は、看護師等の就職に関する雇用情報の提供、職業指導、就職の斡旋を行います。公共職業安定所とは、通称ハローワークとよばれる公的職業紹介所のことです。
③都道府県は、社会的信望があり、かつ、看護師等の業務について識見を有する者のうちから、看護師等就業協力員を委嘱することができるとされています。看護師等就業協力員は、都道府県の看護師等の就業の促進、看護師等の確保に関する施策への協力、看護に対する住民の関心と理解の増進に関する施策への協力、といった活動を行います。
④看護師等が医療法に基づく員数（医療法p.75のところで解説します）を著しく下まわる病院、看護師等の確保が著しく困難な状況にある病院として、厚生労働省令で定める病院開設者は、看護師等確保推進者をおかなければなりません。看護師等確保推進者は、病院の管理者を補佐し、看護師等の配置および業務の改善に関する計画を策定し、看護師等の確保に関する事項を処理します。医師、歯科医師、保健師、助産師、看護師など、看護師等の確保に関して必要な知識経験を有する者として政令で定めるものでなければ、看護師等確保推進者になることができません。

※上記③では「委嘱することができる」、④では「おかなければならない」とされています。「～することができる」は、してもしなくてもよいのですが、「おかなければならない」は、必ずそうすることが義務付けられます。

WORDS

看護師等就業協力員
都道府県が看護師等の就業の促進のためなどにおくことができる。

看護師等確保推進者
看護師の確保に困難な病院がおかなければならない。

4 ナースセンター

人材確保促進法は、看護師等の確保対策に向けた取り組みを行うために、ナースセンターという組織を示しています。

具体的には、都道府県知事は各都道府県に１個に限り都道府県ナースセン

ターを指定することができ、厚生労働大臣は全国を通じて１個に限り中央ナースセンター（※公益社団法人日本看護協会が指定されています）を指定することができると定めています。

都道府県ナースセンターは、看護師等の無料職業紹介事業、再就業支援などの研修、「看護の心」普及事業、潜在看護職の把握の調査などを行っています。

また、中央ナースセンターの業務は、都道府県センターの業務に関する啓発活動、都道府県センターの業務の連絡調整を図って指導などの援助を行うこと、都道府県センターの業務に関する情報および資料を収集して都道府県センターなどの関係者に対し提供することなどとされています。

WORDS

都道府県ナースセンター
都道府県知事は各都道府県に１個に限りおくことができる

中央ナースセンター
厚生労働大臣は全国を通じて１個に限りおくことができる

Memo

Ⅲ 医師法・歯科医師法

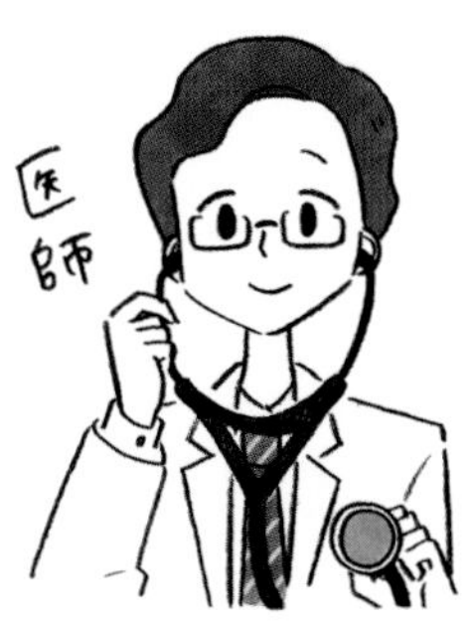

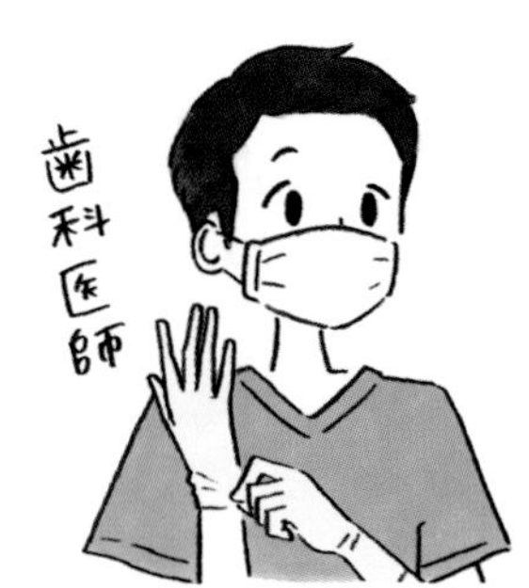

医師法、歯科医師法については共通点が多くあります。そのため、共通部分は一括で説明することにします。

1 医師、歯科医師の免許

医師、歯科医師になるためには、医師国家試験、歯科医師国家試験に合格して厚生労働大臣の免許を受けなければなりません。つまり**積極的要件**は、医師国家試験、歯科医師国家試験の合格です。

一方、**消極的要件**については、看護師とは異なり、医師の場合には**絶対的欠格事由**があります。未成年者、成年被後見人、被保佐人であることが絶対的欠格事由です。成年被後見人、被保佐人とは、精神上の障害などにより判断能力を欠いているために家庭裁判所によって後見開始、保佐開始の審判を受けた人のことです。

相対的欠格事由は、①心身の障害により医師、歯科医師の業務を適正に行うことができない者として厚生労働省令で定めるもの、②麻薬、大麻またはあへんの中毒者、③罰金以上の刑に処せられた者、④医事に関して犯罪または不正行為のあった者です。

なお、①については、医師法施行規則１条で、「視覚、聴覚、音声機能若しくは言語機能又は精神の機能の障害により医師の業務を適正に行うに当たつて必要な認知、判断及び意思疎通を適切に行うことができない者」とされています。

そして、医師国家試験、歯科医師国家試験に合格しただけでは免許を受けることはできません。厚生労働省に備える**医籍**に登録を行うことで医師免許、歯科医師免許を受けることになります（これは看護師と同様です）。また、厚生労働大臣は、医師免許、歯科医師免許を与えたときには医師免許証、歯科医師免許証を交付します。

2 免許の取消し・業務停止・再免許・再教育

医師、歯科医師が絶対的欠格事由に該当するようになったときには、厚生労働大臣は免許を取り消さなければなりません。すなわち、必ず取り消されるということです。

また、相対的欠格事由に該当するようになったとき、または、医師、歯科医師としての品位を損するような行為があったときは、厚生労働大臣は、**戒告**、**3年以内の医業の停止**、**免許の取消し**のいずれかの処分を行うことができます。

医師、歯科医師としての品位を損するような行為について、医道審議会は以下のことなどが処分の対象になるとしています。

- 医療提供上中心的な立場を担うべきことを期待される医師、歯科医師が、その業務を行うに当たって当然に負うべき義務を果たしていないことに起因する行為
- 医師や歯科医師が、医療を提供する機会を利用したり、医師、歯科医師としての身分を利用して行った行為
- 業務以外の場面においても、他人の生命・身体を軽んずる行為をした場合
- 医業、歯科医業を行うに当たり自己の利潤を不正に追求する行為

なお、免許の取消しの処分を受けてしまった場合でも、その者がその取消しの理由となった事項に該当しなくなったときや、その後の事情により再び免許を与えるのが適当であると認められるときには、再免許を与えることができます。

ちなみに、上記の処分を受けた医師、歯科医師には、再教育研修の制度が用意されています。

国民に対し安心・安全な医療、質の高い医療を確保する観点から、処分を受けた者の職業倫理を高め、併せて、医療技術を再確認し、能力と適正に応じた医療を提供するよう促すことを目的として、厚生労大臣は処分を受けた医師、歯科医師に再教育研修を命じることができます。再教育研修を受けると、再教育研修を受けた旨が医籍に登録され、修了登録証が交付されます。

なお、処分に際しての聴聞や弁明の機会の付与などは看護師と同じですのでp.21を参照してください。

表　処分内容と再教育の類型

処分内容	再教育内容
戒告	団体研修１日
業務停止６月未満	団体研修２日＋課題研究及び課題論文１本
業務停止６月～１年未満	団体研修２日＋課題研究及び課題論文２本
業務停止１年～２年未満	団体研修２日＋個別研修80時間以上
業務停止２年以上	団体研修２日＋個別研修120時間以上

3 試験

（1）医師国家試験

医師法では、「医師国家試験は、臨床上必要な医学及び公衆衛生に関して、医師として具有すべき知識及び技能について、これを行う」とされています。

医師国家試験の受験資格は以下のとおりです。

第十一条　医師国家試験は、左の各号の一に該当する者でなければ、これを受けることができない。
一　学校教育法（昭和二十二年法律第二十六号）に基づく大学（以下単に「大学」という。）において、医学の正規の課程を修めて卒業した者
二　医師国家試験予備試験に合格した者で、合格した後1年以上の診療及び公衆衛生に関する実地修練を経たもの
三　外国の医学校を卒業し、又は外国で医師免許を得た者で、厚生労働大臣が前二号に掲げる者と同等以上の学力及び技能を有し、且つ、適当と認定したもの

TIPS
左の各号
条文は本来、縦書きで書かれている。そのため、右から左へ読み進めることを前提に「左の」という表現が登場する場合もある

（2）歯科医師国家試験

歯科医師法では、「歯科医師国家試験は、臨床上必要な歯科医学及び口くう衛生に関して、歯科医師として具有すべき知識及び技能について、これを行う」とされています。

歯科医師国家試験の受験資格は以下のとおりです。

第十一条　歯科医師国家試験は、次の各号の一に該当する者でなければ、これを受けることができない。
一　学校教育法（昭和二十二年法律第二十六号）に基づく大学（第十六条の二第一項において単に「大学」という。）において、歯学の正規の課程を修めて卒業した者
二　歯科医師国家試験予備試験に合格した者で、合格した後一年以上の診療及び口腔衛生に関する実地修練を経たもの

三　外国の歯科医学校を卒業し、又は外国で歯科医師免許を得た者で、厚生労働大臣が前二号に掲げる者と同等以上の学力及び技能を有し、かつ、適当と認定したもの

4 臨床研修

医師法では、「診療に従事しようとする医師は、**二年以上**、医学を履修する課程を置く大学に附属する病院又は厚生労働大臣の指定する病院において、臨床研修を受けなければならない」とされています。

同様に、歯科医師法でも、「診療に従事しようとする歯科医師は、**一年以上**、歯学若しくは医学を履修する課程を置く大学に附属する病院（歯科医業を行わないものを除く。）又は厚生労働大臣の指定する病院若しくは診療所において、臨床研修を受けなければならない」とされています。

5 医師、歯科医師の業務

医師法17条は、医師でなければ医業を行ってはならないと定めています。つまり医業は医師の業務独占です。また、医師は名称独占です。

医業とは医療行為を業とすること、すなわち反復継続する意思をもって医行為（医療行為と同じ意味）を行うことです。

医行為は医師の医学的判断および技術をもってするのでなければ人体に危害を及ぼし、または危害を及ぼすおそれのある行為と定義されています。

また、歯科医師法17条は、歯科医師でなければ**歯科医業**を行ってはならないとしており（業務独占）、歯科医師以外の者が歯科医師の名称を用いてはならないとしています（名称独占）。

WORDS

医行為（医療行為）
医師の医学的判断および技術をもってするのでなければ人体に危害を及ぼし、または危害を及ぼすおそれのある行為

6 医師、歯科医師の応召義務

診療に従事する医師および歯科医師は、診療、治療の求めがあった場合には、正当な事由がなければこれを拒んではならないとされています（医師法19条1項、歯科医師法19条1項）。

これを**応召義務**といいます。

正当な事由とは、社会通念に照らして判断され、具体的には、医師自身の病気、酩酊など非常に限られた場合です（昭和30年8月12日医収第755号

WORDS

応召義務
医療従事者が、診療、治療の求めがあった場合に、正当な事由がなければこれを拒んではならないという義務

厚生省医務局医務課長回答）。逆に、満床であること、人手が足りないこと、診療時間外であること、患者の診療報酬未払いなどは**正当な事由とはみなされない**ことに注意してください。

先生たすけてください！
ズキズキ
今日は気分がのらないんだよな〜
応召義務違反…?!

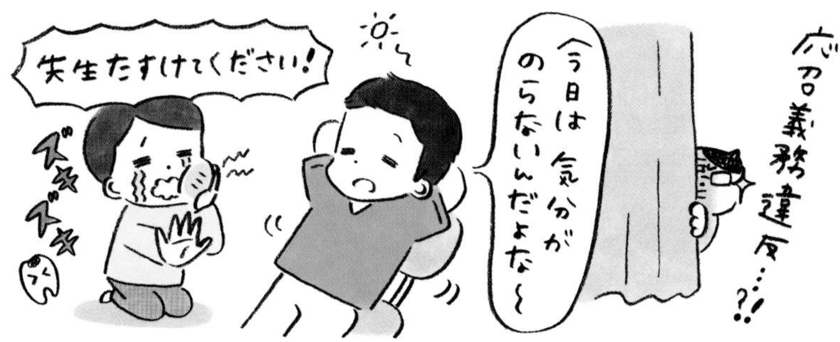

応召義務に違反をすれば、どうなるのでしょうか？

違反をしたからといって、それに対する直接の罰則規定はありませんが、それが度重なると、医師の品位を損する行為として、免許の取消や業務停止などの処分の対象となりえます。

一方で、患者の側からの目に余る暴力行為や迷惑行為を理由として、診療を拒否することが正当事由にあたるかどうかが議論されています。

7 証明書の交付義務

医師法19条2項によれば、「診察若しくは検案をし、又は出産に立ち会つた医師は、診断書若しくは検案書又は出生証明書若しくは死産証書の交付の求があつた場合には、正当の事由がなければ、これを拒んではならない」とされています。

検案とは、医師が死体に対し、死亡を確認し、死因、死因の種類、死亡時刻、異状死との鑑別を総合的に判断することをいいます。

歯科医師法19条2項でも同様に、診断書の交付義務が示されています。

8 無診察治療等の禁止

医師は、自ら診察しないで治療をして診断書や処方箋を交付したり、自ら出産に立ち会わないで出生証明書や死産証書を交付したり、自ら検案をしないで検案書を交付してはいけません。

ただし、診療中の患者が受診後、24時間以内に死亡した場合には、死亡診断書を交付してもよいとされています。

9 異状死体等の届出義務

医師は、死体または妊娠4か月以上の死産児を検案して異状があると認めたときは、24時間以内に所轄警察署に届け出なければならなりません。

届出義務に違反した場合には、罰則があり(医師法33条の二)、50万円以下の罰金刑が科されることがあります。

10 処方箋の交付義務

医療機関に受診して薬を処方してもらう場合、病院で**処方箋**という紙を受け取り、それを薬局に提出して、薬を処方してもらうことが一般的です。

日本では、患者の診察や処方箋の交付を医師または歯科医師が行い、その処方箋に基づいて調剤や薬歴管理、服薬指導を、経営的に独立した存在である保険薬局の薬剤師が行うという、医薬分業制度がとられています。

WORDS

医薬分業
患者の診察、処方箋の交付を医師または歯科医師が行い、調剤や薬歴管理、服薬指導は薬剤師が行う

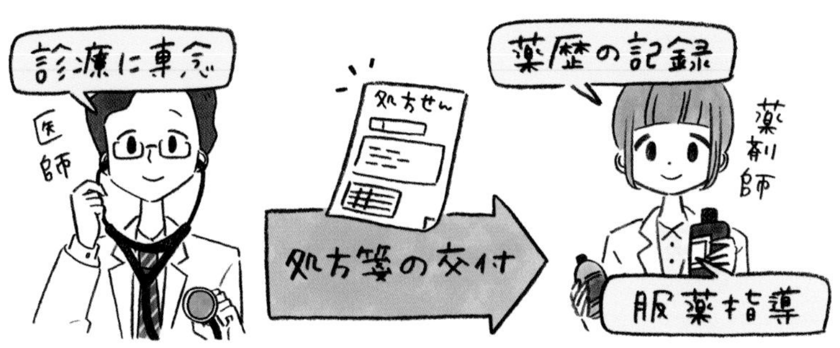

医師法22条は、処方箋の交付義務を規定しています。そして、1号から8号で処方箋を交付しなくてよい場合が示されています。

> 第二十二条　医師は、患者に対し治療上薬剤を調剤して投与する必要があると認めた場合には、患者又は現にその看護に当つている者に対して処方せんを交付しなければならない。
> 一　暗示的効果を期待する場合において、処方せんを交付することがその目的の達成を妨げるおそれがある場合
> 二　処方せんを交付することが診療又は疾病の予後について患者に不安を与え、その疾病の治療を困難にするおそれがある場合
> 三　病状の短時間ごとの変化に即応して薬剤を投与する場合
> 四　診断又は治療方法の決定していない場合

五　治療上必要な応急の措置として薬剤を投与する場合
六　安静を要する患者以外に薬剤の交付を受けることができる者がいない場合
七　覚せい剤を投与する場合
八　薬剤師が乗り組んでいない船舶内において薬剤を投与する場合

11 診療録に関する義務

医師と歯科医師は、診療をしたときには、遅滞なく診療に関する事項を診療録(カルテ)に記載しなければなりません。

そして診療録は，その病院または診療所に勤務する医師が実施した診療に関するものは、その病院または診療所の管理者が保存し、その他の診療に関するものは、その医師自身が保存しなければなりません。いずれも保存期間は**5年間**とされています。

12 医師、歯科医師の守秘義務

医師には、医師・患者関係において知り得た患者に関する秘密を、他に漏洩してはならない義務があります。これを**守秘義務**といいます。

そしてこれは、医師法ではなく刑法134条(秘密漏洩罪)に規定されています。

第百三十四条　医師、薬剤師、医薬品販売業者、助産師、弁護士、弁護人、公証人又はこれらの職にあった者が、正当な理由がないのに、その業務上取り扱ったことについて知り得た人の秘密を漏らしたときは、六月以下の懲役又は十万円以下の罰金に処する

助産師も同じく刑法で規定されていますが、看護師は保助看法に規定されています。詳しくは、看護師の守秘義務を参照してください(p.25)。

ところで、刑法134条は歯科医師について言及しておらず、「医師」としか規定されていません。しかし、歯科医師が職業倫理として守秘義務を負っていることは当然であり、この刑法134条の「医師」には歯科医師も含まれていると解釈されています。

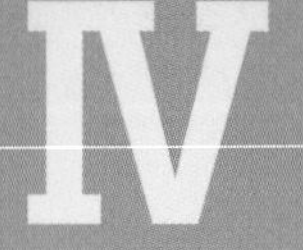

Ⅳ 薬剤師法

1 薬剤師の任務

薬剤師の任務は、薬剤師法１条に下記のように定められています。

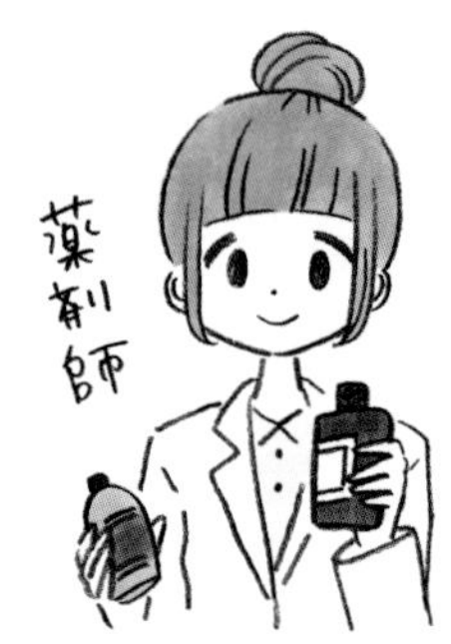

> 第一条　薬剤師は、調剤、医薬品の供給その他薬事衛生をつかさどることによつて、公衆衛生の向上及び増進に寄与し、もつて国民の健康な生活を確保するものとする。

2 免許

薬剤師になるためには、薬剤師国家試験に合格し、厚生労働大臣に免許を受けなければなりません。

積極的要件は、薬剤師国家試験の合格になります。**消極的要件**については、医師と同じく、欠格事由に該当することによって、直ちに欠格となる絶対的欠格事由があります。すなわち、未成年者、成年被後見人、被保佐人であることが絶対的欠格事由です。

欠格事由に該当しても、場合によっては資格が認められる**相対的欠格事由**は、①心身の障害により薬剤師の業務を適正に行うことができない者として厚生労働省令で定めるもの、②麻薬、大麻またはあへんの中毒者、③罰金以上の刑に処せられた者、④薬事に関して犯罪または不正行為のあった者です。

薬剤師国家試験に合格しただけでは免許を受けることはできません。厚生労働省に備える薬剤師名簿に登録を行うことで薬剤師免許を受けることになります。また、厚生労働大臣は薬剤師免許を与えたときには薬剤師免許証を交付します。

3 免許の取消し・業務停止・再免許・再教育

薬剤師が絶対的欠格事由に該当するようになったときには、厚生労働大臣は免許を取り消さなければなりません。すなわち、必ず取り消されるということです。

また、相対的欠格事由に該当するようになったとき、または薬剤師としての品位を損するような行為があったときは、厚生労働大臣は、戒告、3年以内の業務の停止、免許の取消しのいずれかの処分を行うことができます。

ただし、免許の取消しの処分を受けてしまった場合でも、その者がその取消しの理由となった事項に該当しなくなったときや、その後の事情により再び免許を与えるのが適当であると認められるときには、再免許を与えることができます。再免許、再教育制度については看護師と同様ですので参照してください(p.21)。

4 試験

薬剤師の国家試験は、薬剤師として必要な知識および技能について行うとされ、毎年少なくとも1回、厚生労働大臣が行います。

受験資格は、以下に示すとおりです。

①学校教育法に基づく大学において、薬学の正規の課程を修めて卒業した者
②外国の薬学校を卒業し、または外国の薬剤師免許を受けた者で、厚生労働大臣が①と同等以上の学力および技能を有すると認定したもの

現在(2006年度以降)、大学の薬学部には4年制の薬科学科と6年制の薬学科があります。薬剤師国家試験の受験資格は6年制課程を卒業または卒業見込の者に与えられ、新4年制課程の卒業または卒業見込の者には与えられません。

5 薬学共用試験

6年制薬学科では、5年次以降に病院・薬局などの医療現場での実務実習が行われます。しかし、薬剤師資格をもたない薬学生が実務実習を行うには、学生の知識・技能・態度が一定のレベルに到達していることを保証する必要があります。そのために行われるのが**薬学共用試験**です。

薬学生は、実務実習を行う前年度に薬学共用試験を受験します。試験は、原則として12月1日~1月31日のうち、各大学が設定した日程で行われ、これに合格しないと実務実習を受けることができません。

6 業務

薬剤師の業務である調剤は、薬剤師しか行うことができません。すなわち、業務独占ということになります。

ただし例外として下記の場合は、薬剤師以外である、医師または歯科医師が自己の処方箋により自ら調剤することができます。

①患者または現にその看護に当たっている者が、とくにその医師または歯科医師から薬剤の交付を受けることを希望する旨を申し出た場合（薬剤師法19条1号）
②医師法22条、歯科医師法21条に定められた処方箋の交付義務の例外（p.38）の場合

また、薬剤師以外の者が「薬剤師」または「これにまぎらわしい名称」を使用することが禁止されています（薬剤師法20条）。つまり名称独占ということになります。

7 調剤の求めに応ずる義務

医師や看護師には**応召義務**があることはすでに説明しましたが、薬剤師の場合にも、調剤の求めがあった場合には、正当な理由がなければ、これを拒んではならないという義務があります（薬剤師法21条）。

8 処方箋による調剤・疑義照会

薬剤師は、医師、歯科医師または獣医師の処方箋によらなければ、販売または授与の目的で調剤してはならないとされています（薬剤師法23条1項）。

処方箋とは、医師、歯科医師、獣医師が、患者の病気の治療に必要な薬の種類や量、服用法を記載した書類のことです。

そして、薬剤師は、処方箋に記載された医薬品について、その処方箋を交付した医師、歯科医師または獣医師の同意を得なければ、自分で勝手に変更して調剤することはできません（薬剤師法23条2項）。

WORDS

処方箋
医師、歯科医師、獣医師が患者の病気の治療に必要な薬の種類や量、服用法を記載した書類のこと

もし、処方箋の内容に疑わしい点がある場合には、薬剤師はその処方箋を交付した医師、歯科医師または獣医師に問い合わせをし、その疑わしい点について確認をしたあとでなければ、調剤をすることができません(疑義照会：薬剤師法24条)。

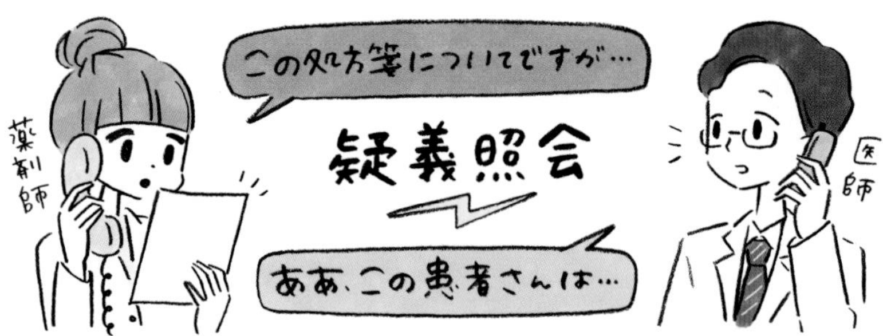

調剤したあとですが、薬剤師は、その処方箋に、調剤済みの旨(当該処方箋が調剤済みとならなかったときは調剤量)、調剤年月日、厚生労働省令で定める事項を記入して記名押印し、または署名しなければならないとされています(薬剤師法26条)。

なお、薬局開設者は、当該薬局で調剤済みとなった処方箋を、調剤済みとなった日から**3年間**保存しなければなりません(薬剤師法27条)。

9 守秘義務

薬剤師は、正当な理由がないのに、その業務上取り扱ったことについて知り得た人の秘密を漏らしてはいけません。

これは守秘義務といって、すでに看護師、医師などの項目で説明してきました。

薬剤師の守秘義務については、医師と同様に刑法に規定されています。違反をすると、6か月以下の懲役または10万円以下の罰金が科せられます。

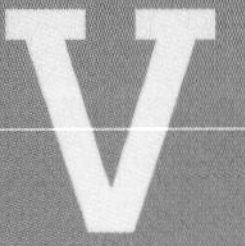

V 臨床検査技師等に関する法律

1 臨床検査技師の定義

臨床検査技師等に関する法律(以下、臨床検査技師法)では、臨床検査技師とは、下記のように定義されています。

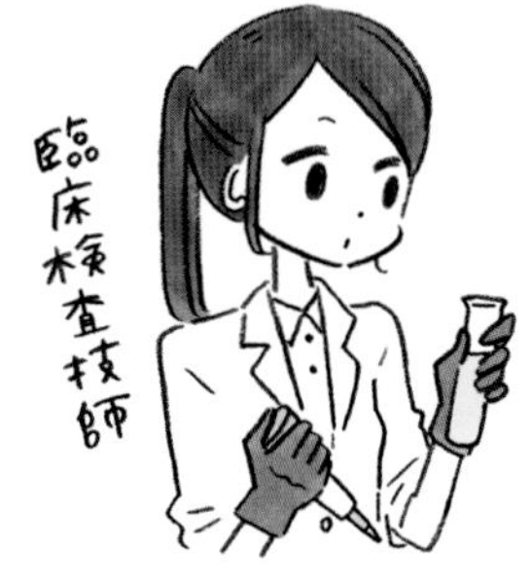

> 第二条　この法律で「臨床検査技師」とは、厚生労働大臣の免許を受けて、臨床検査技師の名称を用いて、医師又は歯科医師の指示の下に、人体から排出され、又は採取された検体の検査として厚生労働省令で定めるもの(以下「検体検査」という。)及び厚生労働省令で定める生理学的検査を行うことを業とする者をいう。

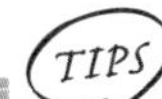

検体検査とは？

省令(施行規則１条)では、微生物学的検査、免疫学的検査、血液学的検査、病理学的検査、生化学的検査、尿･糞便等一般検査、遺伝子関連・染色体検査、以上が示されている

臨床検査技師に類似したものとして、衛生検査技師という資格があります。業務のほとんどが重複しており、違いは、臨床検査技師は診療の補助としての採血と厚生労働省令で定める生理学的検査ができるのに対して、衛生検査技師はそれができないところにあります。

2005(平成17)年、「臨床検査技師、衛生検査技師等に関する法律の一部を改正する法律」が公布され、新規の衛生検査技師免許は廃止されることとなりました。とはいえ、これまで免許を所得した人は、継続して業務を行うことができます。

2 免許

臨床検査技師の免許は、厚生労働大臣が実施する臨床検査技師国家試験に合格した者に対して与えられますので、国家試験の合格が積極的要件となります。消極的要件としての欠格事由は看護師と同様です(p.19)。

臨床検査技師国家試験に合格しただけでは免許を受けることはできません。厚生労働省に備える**臨床検査技師名簿**に登録を行うことで臨床検査技師免許を受けることになります。また、厚生労働大臣は臨床検査技師免許を与えたときには臨床検査技師免許証を交付します。

免許の取消、再免許については看護師と同様です(p.21)。

3 試験

臨床検査技師の国家試験は、毎年少なくとも１回、厚生労働大臣が行います。受験資格は、以下に示すとおりです。

第十五条　試験は、次の各号のいずれかに該当する者でなければ受けることができない。

一　学校教育法(昭和二十二年法律第二十六号)第九十条第一項の規定により大学に入学することができる者(この号の規定により文部科学大臣の指定した学校が大学である場合において、当該大学が同条第二項の規定により当該大学に入学させた者を含む。)で、文部科学大臣が指定した学校又は都道府県知事が指定した臨床検査技師養成所において三年以上第二条に規定する検査に必要な知識及び技能を修得したもの

二　学校教育法に基づく大学又は旧大学令(大正七年勅令第三百八十八号)に基づく大学において医学、歯学、獣医学又は薬学の正規の課程を修めて卒業した者その他検体検査に必要な知識及び技能を有すると認められる者で、政令で定めるところにより前号に掲げる者と同等以上の知識及び技能を有すると認められるもの

三　外国の第二条に規定する検査に関する学校若しくは養成所を卒業し、又は外国で臨床検査技師の免許に相当する免許を受けた者で、厚生労働大臣が第一号に掲げる者と同等以上の知識及び技能を有すると認めたもの

4 業務

患者が医師の診療を受けたときにさまざまな症状を訴えると、医師は「〜の検査をしてみましょう」と言いながら検査伝票で必要な指示を出すことがあります。

これを**臨床検査**といいます。

医師は、さまざまな臨床検査から得られたデータを解析して、患者の病気を診断し、治療方針を決定するのです。

臨床検査技師が行う検査には、患者の身体に器具を装着して直接情報を得る**生理学的検査**と、血液や胃液、粘液、尿、便などの患者の**検体**を使って病状を把握する**検体検査**があります。

ここで大切なのは、臨床検査技師は、保助看法31条1項および32条の規定にかかわらず、診療の補助として、採血や検体採取(医師または歯科医師の具体的な指示を受けて行うもの)、そして生理学的検査を行うことができるとされている点です(臨床検査技師法20条の二)。

保助看法31条と32条は、看護師の業務である療養上の世話と診療の補助を、看護師しか行うことができないと規定しています。ですから、臨床検査技師は、その規定の例外として採血、検体採取、生理学的検査などを行うことができるわけです(p.23)。

また、臨床検査技師ではない者は、臨床検査技師という名称や紛らわしい名称を使用してはならないとされており、名称独占です。

5 守秘義務

臨床検査技師は、正当な理由がなく、その業務上取り扱ったことについて知り得た秘密を他に漏らしてはならないとされています(臨床検査技師法19条)。臨床検査技師でなくなった後においても同様です。

6 衛生検査所

検体検査のうち、特殊検査については、医療機関内で検査を行うよりも、外部の検査施設へ委託した方が効率的に行える項目が数多くあります。そのため、院内に検査室をもつ大規模な病院でも、そうした検査項目については外部の検査施設に委託するケースがほとんどです。まして、院内に検査室をもたない診療所などでは、検体検査のほとんどまたはすべてを外部の検査施設に委託することになります。

このように、全国の病院や診療所といった医療機関から外部に委託された検査業務を行うのが**衛生検査所**です。

衛生検査所を開設しようとする者は、その衛生検査所について、厚生労働省令の定めるところにより、その衛生検査所の所在地の都道府県知事の登録を受けなければなりません(臨床検査技師法20条の三)。所在地が、保健所を設置する市または特別区の区域にある場合は、市長または区長の登録となります。

WORDS

衛生検査所
病院や診療所といった医療機関から外部に委託された検査業務を行う機関

Ⅵ 理学療法士及び作業療法士法

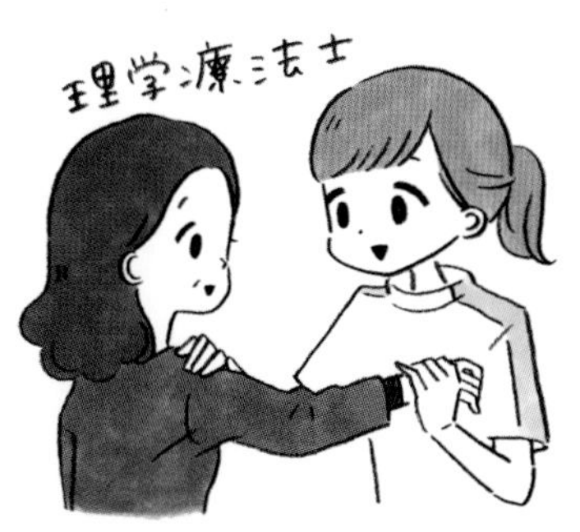

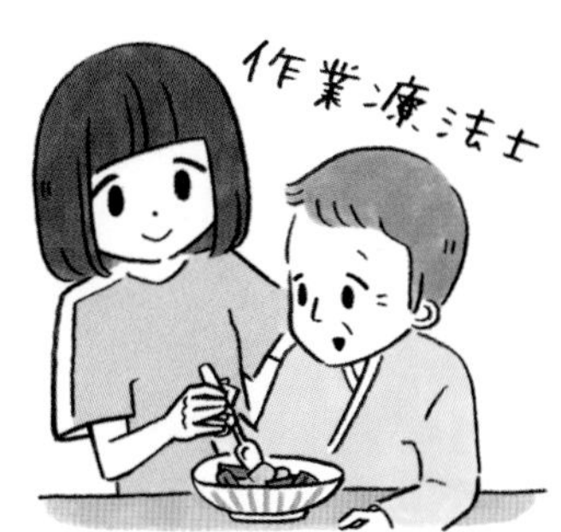

1 理学療法士、作業療法士の定義

まず、理学療法士及び作業療法士法での、**理学療法**と**作業療法**の定義をみてみましょう。

> 第二条　この法律で「理学療法」とは、身体に障害のある者に対し、主としてその基本的動作能力の回復を図るため、治療体操その他の運動を行なわせ、及び電気刺激、マッサージ、温熱その他の物理的手段を加えることをいう。
>
> 2　この法律で「作業療法」とは、身体又は精神に障害のある者に対し、主としてその応用的動作能力又は社会的適応能力の回復を図るため、手芸、工作その他の作業を行なわせることをいう。

理学療法士とは、厚生労働大臣の免許を受けて、理学療法士の名称を用いて、医師の指示の下に、理学療法を行うことを業とする者、**作業療法士**とは、厚生労働大臣の免許を受けて、作業療法士の名称を用いて、医師の指示の下に、作業療法を行うことを業とする者、とそれぞれ定義されています（理学療法士及び作業療法士法２条３項・４項）。

理学療法士は、日常生活上の基本動作ができるように、身体の基本的な機能回復をサポートする専門家です。歩行練習などの運動療法や、電気・温熱・光線などを使った物理療法を用いて、身体の機能や動作の回復を促し、自立した日常生活が送れるように支援します。

作業療法士は、入浴や食事などの動作や、手工芸、園芸およびレクリエーションまで、あらゆる作業活動を通して、身体と心のリハビリテーションを行う専門家です。

2 免許

理学療法士または作業療法士になろうとする者は、理学療法士国家試験または作業療法士国家試験に合格し、厚生労働大臣の免許を受けなければなりません。国家試験での合格が積極的要件です。欠格事由については看護師と同様です(p.19)。

理学療法士や作業療法士の国家試験に合格しただけでは免許を受けることはできません。厚生労働省に備える**理学療法士名簿、作業療法士名簿**に登録を行うことで理学療法士免許、作業療法士免許を受けることになります。また、厚生労働大臣は理学療法士免許、作業療法士免許を与えたときには理学療法士免許証、作業療法士免許証を交付します。

免許の取消、再免許については看護師に準じます(p.21)。

3 試験

理学療法士国家試験および作業療法士国家試験は、毎年少なくとも1回、厚生労働大臣が行います。理学療法士国家試験の受験資格は、以下のとおりです。

第十一条　理学療法士国家試験は、次の各号のいずれかに該当する者でなければ、受けることができない。

一　学校教育法(昭和二十二年法律第二十六号)第九十条第一項の規定により大学に入学することができる者(この号の規定により文部科学大臣の指定した学校が大学である場合において、当該大学が同条第二項の規定により当該大学に入学させた者を含む。)で、文部科学省令・厚生労働省令で定める基準に適合するものとして、文部科学大臣が指定した学校又は都道府県知事が指定した理学療法士養成施設において、三年以上理学療法士として必要な知識及び技能を修得したもの

二　作業療法士その他政令で定める者で、文部科学省令・厚生労働省令で定める基準に適合するものとして、文部科学大臣が指定した学校又は都道府県知事が指定した理学療法士養成施設において、二年以上理学療法に関する知識及び技能を修得したもの
三　外国の理学療法に関する学校若しくは養成施設を卒業し、又は外国で理学療法士の免許に相当する免許を受けた者で、厚生労働大臣が前二号に掲げる者と同等以上の知識及び技能を有すると認定したもの

続いて、作業療法士国家試験の受験資格は、以下のとおりです。

第十二条　作業療法士国家試験は、次の各号のいずれかに該当する者でなければ、受けることができない。
一　学校教育法第九十条第一項の規定により大学に入学することができる者(この号の規定により文部科学大臣の指定した学校が大学である場合において、当該大学が同条第二項の規定により当該大学に入学させた者を含む。)で、文部科学省令・厚生労働省令で定める基準に適合するものとして、文部科学大臣が指定した学校又は都道府県知事が指定した作業療法士養成施設において、三年以上作業療法士として必要な知識及び技能を修得したもの
二　理学療法士その他政令で定める者で、文部科学省令・厚生労働省令で定める基準に適合するものとして、文部科学大臣が指定した学校又は都道府県知事が指定した作業療法士養成施設において、二年以上作業療法に関する知識及び技能を修得したもの
三　外国の作業療法に関する学校若しくは養成施設を卒業し、又は外国で作業療法士の免許に相当する免許を受けた者で、厚生労働大臣が前二号に掲げる者と同等以上の知識及び技能を有すると認定したもの

4 理学療法士、作業療法士の業務

理学療法士は、身体に障害のある者、また、障害の発生が予測される者に対し、その基本的動作能力の回復や心身の機能の維持・向上を図るため、治療体操その他の運動を行わせ、電気刺激、光線、徒手的操作(マッサージ他)、温熱水治その他の物理的手段を加えることを業務としています(公益社団法人日本理学療法士協会「理学療法士業務指針」)。

作業療法士は、身体または精神に障害のある者、またはそれが予測される者に対し、その主体的な生活の獲得を図るため、諸機能の回復、維持および開発を促す作業活動を用いて治療、指導および援助を行うことを業務としています(一般社団法人日本作業療法士協会)。

そして、理学療法士または作業療法士は、保健師助産師看護師法31条1項および32条の規定にかかわらず、診療の補助として理学療法または作業療法を行うことができるとされています(理学療法士及び作業療法士法15条1項)。ですから、「診療の補助として理学療法又は作業療法を行なうこと」は、看護師の業務独占の例外ということになります(p.23)。

なお、理学療法士が、病院や診療所において、医師の具体的な指示を受けて、理学療法として行うマッサージは、「あん摩マツサージ指圧師、はり師、きゆう師等に関する法律」1条の規定は適用しないとされています。つまりこれは、あん摩マッサージ指圧師の業務独占の例外ということです。

5 守秘義務

理学療法士、作業療法士には、正当な理由がある場合を除き、その業務上知り得た人の秘密を他に漏らしてはならないという守秘義務があります(理学療法士及び作業療法士法16条)。理学療法士または作業療法士でなくなった後においても同様です。

Ⅶ 診療放射線技師法

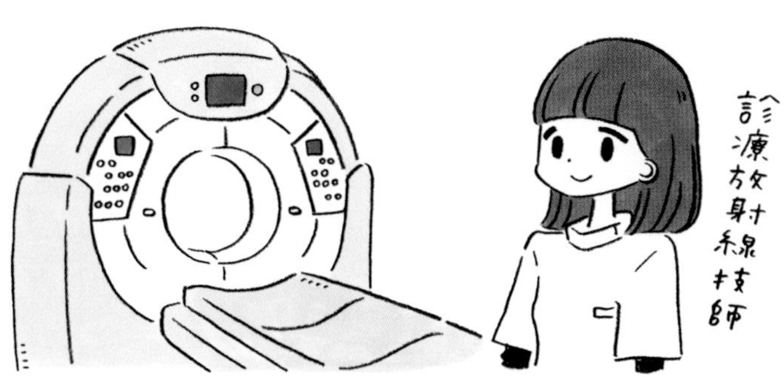

診療放射線技師は、X線撮影を行うことから、X線技師、レントゲン技師などとよばれることもありますが、**診療放射線技師**が正式名称です。1983（昭和58）年まで診療エックス線技師という資格がありましたが、現在は診療放射線技師に一本化されています。

診療放射線技師は名称独占となります。

1 診療放射線技師の定義

診療放射線技師法では、診療放射線技師は、下記のように定義されています。

> 第二条
> 2　この法律で「診療放射線技師」とは、厚生労働大臣の免許を受けて、医師又は歯科医師の指示の下に、放射線を人体に対して照射（撮影を含み、照射機器又は放射性同位元素（その化合物及び放射性同位元素又はその化合物の含有物を含む。）を人体内にそう入して行なうものを除く。以下同じ。）することを業とする者をいう。

また、放射線についても、下記のように定義されています。

> 第二条　この法律で「放射線」とは、次に掲げる電磁波又は粒子線をいう。
> 一　アルファ線及びベータ線

二　ガンマ線
三　百万電子ボルト以上のエネルギーを有する電子線
四　エツクス線
五　その他政令で定める電磁波又は粒子線

2 免許

診療放射線技師になろうとする者は、診療放射線技師国家試験に合格し、厚生労働大臣の免許を受けなければなりません。国家試験の合格が積極的要件です。

欠格事由は、心身の障害により診療放射線技師の業務を適正に行うことができない者として厚生労働省令で定めるものです。具体的には、視覚、聴覚、音声機能もしくは言語機能または精神の機能の障害により診療放射線技師の業務を適正に行うに当たって必要な認知、判断および意思疎通を適切に行うことができない者(診療放射線技師法施行規則１条)となっています。また、診療放射線技師の業務に関して犯罪または不正行為があった者も欠格事由となります。これらは、相対的欠格事由です。

診療放射線技師国家試験に合格しただけでは、免許を受けることはできません。厚生労働省にある診療放射線技師籍に登録することによって免許が与えられます。また、厚生労働大臣は、免許を与えたときは、診療放射線技師免許証を交付します。

免許の取消、再免許については看護師と同様です(p.21)。

3 試験

臨床放射線技師の国家試験は厚生労働大臣が行います。受験資格は、以下のとおりです。

第二十条　試験は、次の各号のいずれかに該当する者でなければ受けることができない。
一　学校教育法(昭和二十二年法律第二十六号)第九十条第一項の規定により大学に入学することができる者(この号の規定により文部科学大臣の指定した学校が大学である場合において、当該大学が同条第二項の規定により当該大学に入学させた者を含む。)で、文部科学大臣が指定した学校又は都道府県知事が指定した診療放射線技師養成所において、三年以上診療放射線技師として必要な知識及び技能の修習を終えたもの

二　外国の診療放射線技術に関する学校若しくは養成所を卒業し、又は外国で第三条の規定による免許に相当する免許を受けた者で、厚生労働大臣が前号に掲げる者と同等以上の学力及び技能を有するものと認めたもの

4 業務

医師、歯科医師または診療放射線技師でなければ、人体に対して放射線の照射を行うことはできません(診療放射線技師法24条)。つまり、業務独占行為ということになります。

ただし、診療放射線技師は、医師、歯科医師の具体的な指示を受けなければ放射線を人体に対して照射することはできません(診療放射線技師法26条1項)。

また、診療放射線技師は、以下の①〜③の場合を除き、病院または診療所以外の場所でその業務を行ってはならないとされています(診療放射線技師法26条2項)。その例外的な場合とは、以下のとおりです。

①医師または歯科医師が診察した患者について、その医師または歯科医師の指示を受けて、出張して100万電子ボルト未満のエネルギーを有するエックス線を照射する場合
②多数の者の健康診断を一時に行う場合において、胸部エックス線検査や、厚生労働省令で定める検査のために100万電子ボルト未満のエネルギーを有するエックス線を照射するとき
③多数の者の健康診断を一時に行う場合において、医師または歯科医師の立会いの下に100万電子ボルト未満のエネルギーを有するエックス線を照射するとき

そして、診療放射線技師は、放射線を人体に対して照射したときは、遅滞なく厚生労働省令で定める事項を記載した**照射録**を作成し、その照射について指示をした医師または歯科医師の署名を受けなければなりません(診療放射線技師法28条)。

また、放射線技師は、診療の補助として、医師・歯科医師の指示のもとに、①磁気共鳴画像診断装置、②超音波診断装置、③眼底写真撮影装置(散瞳薬を投与した者の眼底を撮影するためのものを除く)、④核医学診断装置を用いた検査を行うことを業とすることができます。

さらに、医師・歯科医師の具体的な指示を受けて放射線の照射などに関連

する行為として、①静脈路に造影剤注入装置を接続すること、造影剤自動注入装置を操作、造影剤の投入、造影剤投与後に静脈路の抜針･止血を行うこと、②下部消化管検査においてカテーテルを挿入すること、挿入したカテーテルから造影剤と空気を注入すること、③画像誘導放射線治療のために肛門にカテーテルを挿入すること、挿入したカテーテルから空気を吸引することができます。

上で説明した診療の補助は看護師の業務独占ですので、これはその業務独占の例外ということになります(p.23)。

なお、診療放射線技師は、その業務を行うに当たっては、医師や医療関係者との緊密な連携を図り、適正な医療の確保に努めなければならないと定められています(診療放射線技師法27条)

5 守秘義務

診療放射線技師には、正当な理由がなく、その業務上知り得た人の秘密を漏らしてはならないという守秘義務があります(診療放射線技師法29条)。診療放射線技師でなくなった後においても同様です。

Ⅷ 臨床工学技士法

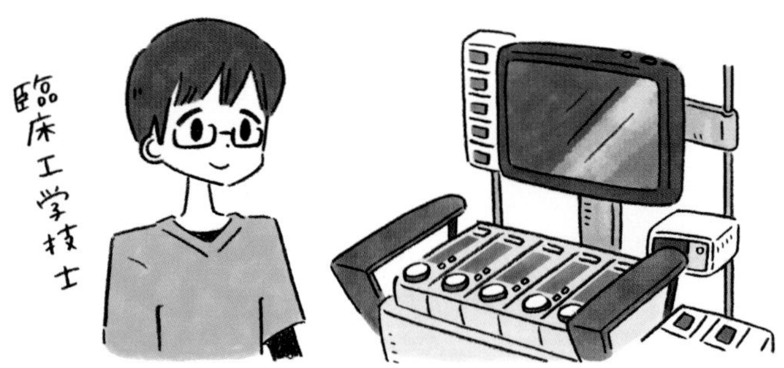

医学が進歩するにつれて医療機器も高度化しました。そこで、医学的、工学的な知識をもって機器を操作できる専門家が必要となって生まれたのが臨床工学技士です。

血液浄化装置、人工心肺装置、人工呼吸器といった**生命維持管理装置**を、安全かつ的確に操作・管理する専門職として、1987（昭和62）年に臨床工学技士の制度が設けられました。

臨床工学技士は名称独占になります。

1 臨床工学技士の定義

臨床工学技士法では、**臨床工学技士**とは、下記のように定義されています。

> 第二条
> 2　この法律で、「臨床工学技士」とは、厚生労働大臣の免許を受けて、臨床工学技士の名称を用いて、医師の指示の下に、生命維持管理装置の操作（生命維持管理装置の先端部の身体への接続又は身体からの除去であつて政令で定めるものを含む。以下同じ。）及び保守点検を行うことを業とする者をいう。

また、**生命維持管理装置**についても、下記のように定義されています。

第二条　この法律で「生命維持管理装置」とは、人の呼吸、循環又は代謝の機能の一部を代替し、又は補助することが目的とされている装置をいう。

2 免許

臨床工学技士になろうとする者は、臨床工学技士国家試験に合格し、厚生労働大臣の免許を受けなければなりません。国家試験の合格が積極的要件です。

欠格事由は、罰金以上の刑に処せられた者、臨床工学技士の業務に関し犯罪または不正行為があった者、麻薬や大麻やあへんの中毒者、心身の障害により臨床工学技士の業務を適正に行うことができない者として厚生労働省令で定めるものです。具体的には、視覚、聴覚、音声機能もしくは言語機能または精神の機能の障害により臨床工学技士の業務を適正に行うに当たって必要な認知、判断および意思疎通を適切に行うことができない者（臨床工学技士法施行規則１条）となっています。これらは、相対的欠格事由です。

臨床工学技士国家試験に合格しただけでは、免許を受けることはできません。厚生労働省にある臨床工学技士名簿に登録することによって免許が与えられます。また、厚生労働大臣は、免許を与えたときは、臨床工学技士免許証を交付します。

免許の取消、再免許については看護師と同様です（p.21）。

3 試験

臨床工学技士国家試験は、毎年１回以上、厚生労働大臣が行います。受験資格は以下のとおりです。

第十四条　試験は、次の各号のいずれかに該当する者でなければ、受けることができない。

一　学校教育法（昭和二十二年法律第二十六号）第九十条第一項の規定により大学に入学することができる者（この号の規定により文部科学大臣の指定した学校が大学である場合において、当該大学が同条第二項の規定により当該大学に入学させた者を含む。）で、文部科学大臣が指定した学校又は都道府県知事が指

定した臨床工学技士養成所において、三年以上臨床工学技士として必要な知識及び技能を修得したもの

二　学校教育法に基づく大学若しくは高等専門学校、旧大学令(大正七年勅令第三百八十八号)に基づく大学又は厚生労働省令で定める学校、文教研修施設若しくは養成所において二年(高等専門学校にあつては、五年)以上修業し、かつ、厚生労働大臣の指定する科目を修めた者で、文部科学大臣が指定した学校又は都道府県知事が指定した臨床工学技士養成所において、一年以上臨床工学技士として必要な知識及び技能を修得したもの

三　学校教育法に基づく大学若しくは高等専門学校、旧大学令に基づく大学又は厚生労働省令で定める学校、文教研修施設若しくは養成所において一年(高等専門学校にあつては、四年)以上修業し、かつ、厚生労働大臣の指定する科目を修めた者で、文部科学大臣が指定した学校又は都道府県知事が指定した臨床工学技士養成所において、二年以上臨床工学技士として必要な知識及び技能を修得したもの

四　学校教育法に基づく大学(短期大学を除く。)又は旧大学令に基づく大学において厚生労働大臣が指定する科目を修めて卒業したもの

五　外国の生命維持管理装置の操作及び保守点検に関する学校若しくは養成所を卒業し、又は外国で臨床工学技士の免許に相当する免許を受けた者で、厚生労働大臣が前各号に掲げる者と同等以上の知識及び技能を有すると認定したもの

4 業務

臨床工学技士は、保健師助産師看護師法31条1項および32条の規定にかかわらず、診療の補助として生命維持管理装置の操作を行うことができます(臨床工学技士法37条)。診療の補助は看護師の業務独占ですが、これは業務独占の例外ということになります(p.23)。

臨床工学技士は、医師の具体的な指示を受けなければ、厚生労働省令で定める生命維持管理装置の操作を行うことはできません(臨床工学技士法38

条）。

厚生労働省令で定める生命維持管理装置の操作とは、①身体への血液·気体·薬剤の注入、②身体からの血液・気体の抜き取り（採血を含む）、③身体への電気的刺激の負荷です（臨床工学技士法施行規則32条）。

また、臨床工学技士は、その業務を行うに当たっては、医師その他の医療関係者との緊密な連携を図り、適正な医療の確保に努めなければなりません（臨床工学技士法39条）。

5 守秘義務

臨床工学技士には、正当な理由がなく、その業務上知り得た人の秘密を漏らしてはならないという守秘義務があります（臨床工学技士法40条）。臨床工学技士でなくなった後においても同様です。

Memo

Ⅸ 言語聴覚士法

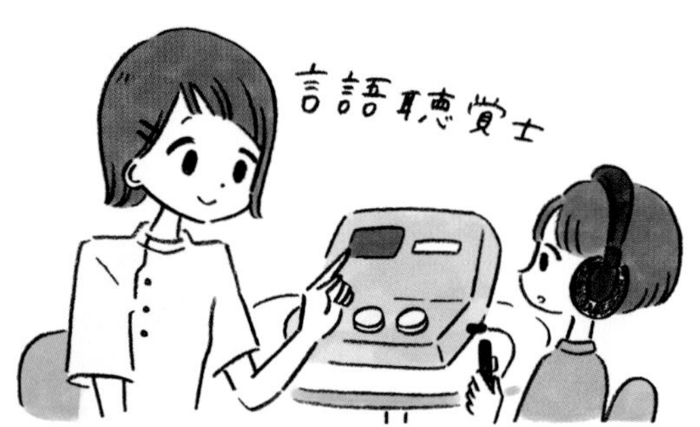

病気や交通事故、発達上の問題などで、言語、聴覚、発声・発音、認知などの各機能が損なわれることがあります。そのような、言葉によるコミュニケーションに問題がある方に専門的サービスを提供し、自分らしい生活を構築できるよう支援する専門職が言語聴覚士です。

1997（平成9）年に言語聴覚士法が制定されました。

1 言語聴覚士の定義

言語聴覚士法では、**言語聴覚士**とは、下記のように定義されています。

> 第二条　この法律で「言語聴覚士」とは、厚生労働大臣の免許を受けて、言語聴覚士の名称を用いて、音声機能、言語機能又は聴覚に障害のある者についてその機能の維持向上を図るため、言語訓練その他の訓練、これに必要な検査及び助言、指導その他の援助を行うことを業とする者をいう。

2 免許

言語聴覚士になろうとする者は、言語聴覚士国家試験に合格し、厚生労働大臣の免許を受けなければなりません。言語聴覚士国家試験の合格が積極的要件となります。

欠格事由は、罰金以上の刑に処せられた者、言語聴覚士の業務に関し犯罪または不正行為があった者、心身の障害により言語聴覚士の業務を適正に行うことができない者として厚生労働省令で定めるもの、麻薬や大麻やあへんの中毒者であることで、看護師と同様です(p.19)。

言語聴覚士国家試験に合格しただけでは、免許を受けることはできません。厚生労働省にある言語聴覚士名簿に登録することによって免許が与えられます。また、厚生労働大臣は、免許を与えたときは、言語聴覚士免許証を交付します。

免許の取消、再免許については看護師と同様です(p.21)。

3 試験

言語聴覚士国家試験は、毎年1回以上、厚生労働大臣が行います。受験資格は以下のとおりです。

第三十三条　試験は、次の各号のいずれかに該当する者でなければ、受けることができない。

一　学校教育法(昭和二十二年法律第二十六号)第九十条第一項の規定により大学に入学することができる者(この号の規定により文部科学大臣の指定した学校が大学である場合において、当該大学が同条第二項の規定により当該大学に入学させた者を含む。)その他その者に準ずるものとして厚生労働省令で定める者で、文部科学大臣が指定した学校又は都道府県知事が指定した言語聴覚士養成所において、三年以上言語聴覚士として必要な知識及び技能を修得したもの

二　学校教育法に基づく大学若しくは高等専門学校、旧大学令(大正七年勅令第三百八十八号)に基づく大学又は厚生労働省令で定める学校、文教研修施設若しくは養成所において二年(高等専門学校にあっては、五年)以上修業し、かつ、厚生労働大臣の指定する科目を修めた者で、文部科学大臣が指定した学校又は都道府県知事が指定した言語聴覚士養成所において、一年以上言語聴覚士として必要な知識及び技能を修得したもの

三　学校教育法に基づく大学若しくは高等専門学校、旧大学令に基づく大学又は厚生労働省令で定める学校、文教研修施設若しくは養成所において一年（高等専門学校にあっては、四年）以上修業し、かつ、厚生労働大臣の指定する科目を修めた者で、文部科学大臣が指定した学校又は都道府県知事が指定した言語聴覚士養成所において、二年以上言語聴覚士として必要な知識及び技能を修得したもの
四　学校教育法に基づく大学（短期大学を除く。）又は旧大学令に基づく大学において厚生労働大臣の指定する科目を修めて卒業した者その他その者に準ずるものとして厚生労働省令で定める者
五　学校教育法に基づく大学（短期大学を除く。）又は旧大学令に基づく大学を卒業した者その他その者に準ずるものとして厚生労働省令で定める者で、文部科学大臣が指定した学校又は都道府県知事が指定した言語聴覚士養成所において、二年以上言語聴覚士として必要な知識及び技能を修得したもの
六　外国の第二条に規定する業務に関する学校若しくは養成所を卒業し、又は外国で言語聴覚士に係る厚生労働大臣の免許に相当する免許を受けた者で、厚生労働大臣が前各号に掲げる者と同等以上の知識及び技能を有すると認定したもの

4 業務

言語聴覚士は、保健師助産師看護師法31条1項および32条の規定にかかわらず、診療の補助として、医師または歯科医師の指示の下に、嚥下訓練、人工内耳の調整、その他にも厚生労働省令で定める行為を行うことができます（言語聴覚士法42条）。

省令で定める行為とは、具体的には、①機器を用いる聴力検査、②聴性脳幹反応検査、③音声機能にかかわる検査や訓練（他動運動や抵抗運動を伴うものか、薬剤や器具を使用するものに限る）、④言語機能にかかわる検査や訓練（他動運動や抵抗運動を伴うものか、薬剤や器具を使用するものに限る）、⑤耳型の採型、⑥補聴器装用訓練です（言語聴覚士法施行規則22条）。

診療の補助は看護師の業務独占ですが、これは看護師の業務独占の例外となります（p.23）。

言語聴覚士は、その業務を行うに当たっては、医師、歯科医師その他の医療関係者との緊密な連携を図り、適正な医療の確保に努めなければなりません。その際、主治医(医師・歯科医師)がいればその指導を受けるとともに、福祉業務の関係者とも連携を保たなければならないとされています(言語聴覚士法43条)。

5 守秘義務

言語聴覚士には、正当な理由がなく、その業務上知り得た人の秘密を漏らしてはならないという守秘義務があります(言語聴覚士法44条)。言語聴覚士でなくなった後においても同様です。

Memo

X 救急救命士法

救急救命士とは、病人やけが人が発生したときに救急車に同乗して現場へ向かい、傷病者を病院に搬送するまでの間に、救命救急の最大限の処置を行う専門職です。

救急救命士という職業ができる以前は、救急車に乗る救急隊員は医療行為を行うことができなかったのですが、搬送される傷病者の救命率を上げるために1991（平成3）年に救急救命士法が制定され、医療行為を行える救急隊員として、救急救命士制度が設けられました。

救急救命士は通常、地方公務員として市町村が設置する消防署などに勤務しています。

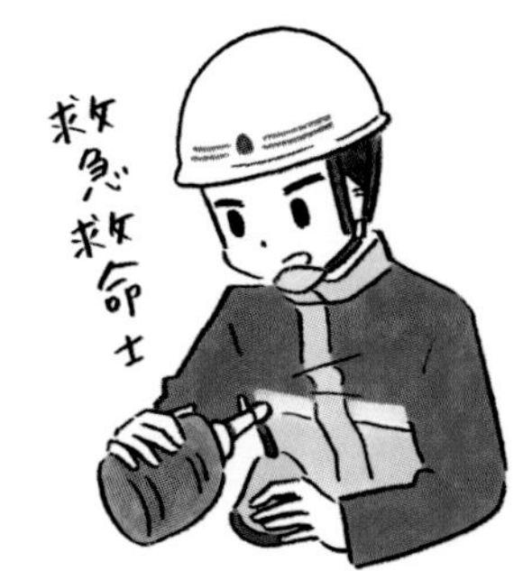

1 救急救命士の定義

救急救命士法では、**救急救命士**とは、下記のように定義されています。

> 第二条
> 2　この法律で「救急救命士」とは、厚生労働大臣の免許を受けて、救急救命士の名称を用いて、医師の指示の下に、救急救命処置を行うことを業とする者をいう。

また、**救急救命処置**についても、下記のように定義されています。

> 第二条　この法律で「救急救命処置」とは、その症状が著しく悪化するおそれがあり、又はその生命が危険な状態にある傷病者（以下この項及び第四十四条第二項において「重度傷病者」という。）が病院又は診療所に搬送されるまでの間に、当該重度傷病者に対して行われる気道の確保、心拍の回復その他の処置であって、当該重度傷病者の症状の著しい悪化を防止し、又はその生命の危険を回避するために緊急に必要なものをいう。

救急救命士は名称独占です。

2 免許

救急救命士になろうとする者は、救急救命士国家試験に合格し、厚生労働大臣の免許を受けなければなりません。救急救命士国家試験の合格が積極的要件となります。

欠格事由は、罰金以上の刑に処せられた者、救急救命士の業務に関し犯罪または不正行為があった者、心身の障害により救急救命士の業務を適正に行うことができない者として厚生労働省令で定めるもの、麻薬や大麻やあへんの中毒者であることで、看護師と同様です(p.19)。

救急救命士国家試験に合格しただけでは、免許を受けることはできません。厚生労働省にある救急救命士名簿に登録することによって免許が与えられます。また、厚生労働大臣は、免許を与えたときは、救急救命士免許証を交付します。

免許の取消、再免許については看護師と同様です(p.21)。

3 試験

救急救命士試験は、毎年1回以上、厚生労働大臣が行います。受験資格は以下のとおりです。

第三十四条　試験は、次の各号のいずれかに該当する者でなければ、受けることができない。

一　学校教育法(昭和二十二年法律第二十六号)第九十条第一項の規定により大学に入学することができる者(この号の規定により文部科学大臣の指定した学校が大学である場合において、当該大学が同条第二項の規定により当該大学に入学させた者を含む。)で、文部科学大臣が指定した学校又は都道府県知事が指定した救急救命士養成所において、二年以上救急救命士として必要な知識及び技能を修得したもの

二　学校教育法に基づく大学若しくは高等専門学校、旧大学令(大正七年勅令第三百八十八号)に基づく大学又は厚生労働省令で定める学校、文教研修施設若しくは養成所において一年(高等専門学校にあっては、四年)以上修業し、かつ、厚生労働大臣の指定する科目を修めた者で、文部科学大臣が指定した学校又は都道府県知事が指定した救急救命士養成所におい

て、一年以上救急救命士として必要な知識及び技能を修得したもの
三　学校教育法に基づく大学（短期大学を除く。）又は旧大学令に基づく大学において厚生労働大臣の指定する科目を修めて卒業した者
四　消防法（昭和二十三年法律第百八十六号）第二条第九項に規定する救急業務（以下この号において「救急業務」という。）に関する講習で厚生労働省令で定めるものの課程を修了し、及び厚生労働省令で定める期間以上救急業務に従事した者（学校教育法第九十条第一項の規定により大学に入学することができるもの（この号の規定により文部科学大臣の指定した学校が大学である場合において、当該大学が同条第二項の規定により当該大学に入学させた者を含む。）に限る。）であって、文部科学大臣が指定した学校又は都道府県知事が指定した救急救命士養成所において、一年（当該学校又は救急救命士養成所のうち厚生労働省令で定めるものにあっては、六月）以上救急救命士として必要な知識及び技能を修得したもの
五　外国の救急救命処置に関する学校若しくは養成所を卒業し、又は外国で救急救命士に係る厚生労働大臣の免許に相当する免許を受けた者で、厚生労働大臣が前各号に掲げる者と同等以上の知識及び技能を有すると認定したもの

4 業務

救急救命士は、保健師助産師看護師法31条1項および32条の規定にかかわらず、診療の補助として救急救命処置を行うことができます（救急救命士法43条）。診療の補助は看護師の業務独占ですが、これは看護師の業務独占の例外となります（p.23）。

救急救命士は、医師の具体的な指示を受けなければ、厚生労働省令で定める救急救命処置を行うことはできません（救急救命士法44条1項）。

厚生労働省令で定める救急救命処置とは、重度傷病者のうち、心肺機能停止状態の患者に対する場合は、①厚生労働大臣の指定する薬剤を用いた輸液（静脈路確保のためのものに限る）、②厚生労働大臣の指定する器具による気

道確保、③厚生労働大臣の指定する薬剤の投与であり、心肺機能停止状態でない患者に対する場合は、上記①と③です(救急救命士法施行規則21条)。

救急救命士は、救急用自動車等以外の場所においてその業務を行うことはできません。ただし、病院または診療所への搬送のため重度傷病者を救急用自動車等に乗せるまでの間、または病院もしくは診療所に到着し、当該病院もしくは診療所に入院するまでの間に、救急救命処置を行うことが必要と認められる場合は、許されます(救急救命士法44条2項)。

救急救命士は、救急救命処置を行ったときは、遅滞なく厚生労働省令で定める事項を救急救命処置録に記載しなければならず、この救急救命処置録は記載の日から5年間保存しなければなりません。

WORDS

救急用自動車等
重度傷病者の搬送のために使用する救急用自動車、船舶および航空機であって、医師の指示を受けるために必要な通信設備その他の救急救命処置を適正に行うために必要な構造設備を有するもの
(救急救命士法施行規則22条)

5 守秘義務

救急救命士には、正当な理由がなく、その業務上知り得た人の秘密を漏らしてはならないという守秘義務があります(救急救命士法47条)。救急救命士でなくなった後においても同様です。

IN CONCLUSION

- 医療従事者には、それぞれに対応する法律が定められている。たとえば、保健師助産師看護師法、医師法、歯科医師法、薬剤師法、臨床検査技師法など。
- 医療従事者に関する法律で定められている事柄としては、その資格の定義、免許取得の要件、籍の登録、免許の申請、免許の取消し・停止、再交付、業務内容、守秘義務、試験の受験要件などがある。
- 免許の取得要件には、積極的要件と消極的要件(欠格事由)がある。消極的要件はさらに、絶対的欠格事由(当てはまっていたら免許取得できない)と相対的欠格事由(場合によっては免許取得が認められる)に分類される。
- 業務独占とは「一定の資格のある者だけが、ある業務を行うことができる」というもので、名称独占とは「その資格を有していないと、その名称そのものや紛らわしい名称を名乗ってはいけない」というものである。
- 看護師の業務である「診療の補助」と「療養上の世話」は業務独占だが、「診療の補助」には他の医療従事者によるさまざまな例外が存在する。
- 医療従事者には守秘義務が課せられている。それらは各種資格の法や刑法のなかで定められている。
- 応召義務とは「医療従事者が診療や治療などの求めがあった場合に、正当な理由がなければ拒んではならない」というものである。
- 医薬分業とは「患者の診察や処方箋の交付は医師・歯科医師が行い、調剤や薬歴管理や服薬指導は薬剤師が行う」というものである。

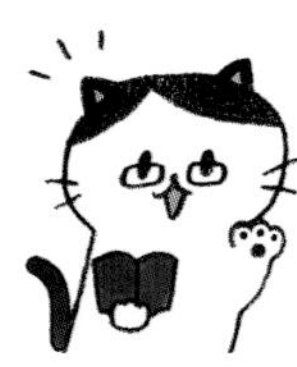

医療が高度化・複雑化したことで分業が進み、
今ではたくさんの専門職があるのですね。
その分だけ法律もたくさんあるということかニャ。

Memo

第3章
医療に関する法律

　医療に関する法律の代表的なものとして、医療法があります。時代の流れに応じてさまざまな改正がなされてきました。
　ここでは、医療法、臓器の移植に関する法律、これらを中心に解説します。

I 医療法

太平洋戦争後、国土が焼け野原となり医療体制も崩壊していた日本において、医療体制、医療施設を再整備するために、1948（昭和23）年に医療法が制定されました。

当初は、各種医療施設の設置基準などを規定することが主な目的でしたが、日本において医療施設の量的な整備が達成されると、高齢化や疾病構造の変化、医療の高度化、医療費の増大などの諸問題、インフォームド・コンセントなどの国際的な潮流など、医療を巡る社会のさまざまな変化を受けて、逐次改正がなされて、現行の医療法となっています。

なお、直近の改正は、2021（令和3）年に行われました。改正の主なポイントは、医師の長時間勤務を制限する「医師の働き方改革」、医師養成課程の見直し、地域の実情に応じた医療提供体制の確保などです。

医療法改正の経緯

1985（昭和60）年	**第１次改正**	**・医療計画の導入**
1992（平成4）年	**第２次改正**	**・医療提供の理念、医療提供者の責務を定立** **・療養型病床群の創設** **・特定機能病院の創設**
1997（平成9）年	**第３次改正**	**・インフォームド・コンセントの明文化** **・診療所の療養型病床群の設置** **・医療計画制度の充実** **・地域医療支援病院の創設**
2000（平成12）年	**第４次改正**	**・医療における情報の提供の推進** **・医療従事者の質の向上** **・入院医療体制の整備**
2006（平成18）年	**第５次改正**	**・医療に関する広告制限の見直し** **・医療計画制度の見直し** **・医療安全対策のさらなる推進** **・医療法人制度改革**
2014（平成26）年	**第６次改正**	**・病床機能報告制度と地域医療構想の策定** **・認定医療法人制度の創設**
2015（平成27）年	**第７次改正**	**・地域医療連携推進法人制度の創設** **・医療法人の経営の透明性の確保およびガバナンスの強化**
2017（平成29）年	**第８次改正**	**・医療機関開設者に対する監督規定の整備** **・検体検査の品質・精度管理に関する規定の新設** **・医療機関のウェブサイトなどにおける虚偽・誇大などの表示規制**
2021（令和3）年	**第９次改正**	**・医師の長時間勤務を制限する「医師の働き方改革」** **・医師養成課程の見直し** **・地域の実情に応じた医療提供体制の確保**

1 医療法の目的

医療法の目的は、1条に示されています。すなわち下記のとおりです。

①医療を受ける者による医療に関する適切な選択を支援するために必要な事項

②医療の安全を確保するために必要な事項

③病院や診療所や助産所の開設・管理に関して必要な事項と、これらの施設の整備と医療提供施設相互間の機能の分担や業務の連携を推進するために必要な事項

これら①②③を定めることなどにより、医療を受ける者の利益の保護と、良質かつ適切な医療を効率的に提供する体制の確保を図り、これによって、国民の健康の保持に寄与することを目的としています。

2 医療提供の理念

医療法1条の二は、「医療」と「医療提供の理念」を以下のように規定しています。

まず、**医療の理念**です。医療は、生命の尊重と個人の尊厳の保持を第一とし、医師、歯科医師、薬剤師、看護師その他の医療の担い手と医療を受ける者との信頼関係に基づき、そして、医療を受ける者の心身の状況に応じて行われるとともに、その内容は、単に治療のみならず、疾病の予防のための措置やリハビリテーションを含むような、良質かつ適切なものでなければならない、としています。

次に、**医療提供の理念**です。医療は、国民自らの健康の保持増進のための努力を基礎として、医療を受ける者の意向を十分に尊重し、病院、診療所、介護老人保健施設、介護医療院、調剤を実施する薬局その他の医療を提供する施設(以下、**医療提供施設**)や、医療を受ける者の居宅など(老人ホームなどの療養生活ができる場所を含む)において、医療提供施設の機能に応じて効率的に、かつ、福祉サービスその他の関連するサービスとの有機的な連携を図りつつ、提供されなければならない、としています。

WORDS

医療提供施設

病院、診療所、介護老人保健施設、介護医療院、調剤を実施する薬局その他の医療を提供する施設

3 国および自治体、医療関係者の責務

責務規定とは、法律の目的や基本理念の実現のために、各主体の果たすべき役割を宣言的に規定するものです。医療法のような基本法においてよくみられます。

国や地方公共団体の責務を規定する法律はよくみられますが、中には、私たち国民に対する責務を規定している法律もあります。

そうした責務規定に違反したからといって罰せられることはありませんが、

具体的施策において、重要視されます。

(1)国の責務

国および地方公共団体の責務としては、医療法1条の二に規定する理念(p.71参照)に基づき、国民に対して良質かつ適切な医療を、効率的に提供する体制が確保されるよう、努めなければならない、とされています。

(2)医療の担い手の責務

医師、歯科医師、薬剤師、看護師その他の医療の担い手は、医療法1条の二に規定する理念(p.71)に基づき、医療を受ける者に対して、良質かつ適切な医療を行うよう努めなければならない、とされています。

さらに、こうした医療の担い手は、医療を提供するに当たり、適切な説明を行い、医療を受ける者の理解を得るよう努めなければない、とされています。これはつまり、**インフォームド・コンセント**について規定しているということです。

病名・病状・治療
方法などの説明
疑問・質問・自身の希望
疑問の解消・希望の尊重
合意
形成

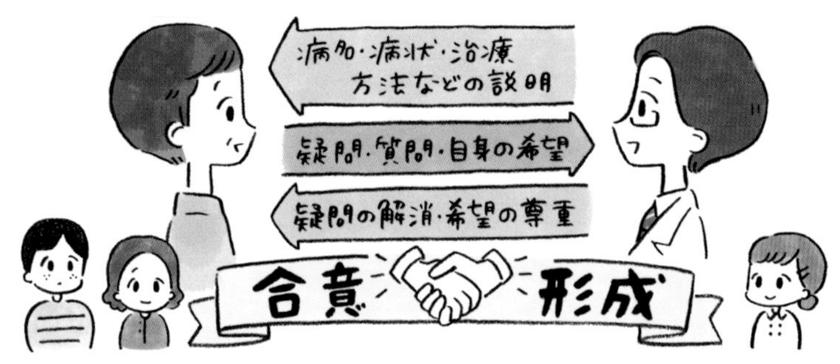

また、医療提供施設において診療に従事する医師や歯科医師は、医療提供施設相互間の機能の分担や業務の連携に役立てるため、必要に応じ、医療を受ける者を他の医療提供施設に紹介したり、その診療に必要な限度において診療や調剤に関する情報を紹介先の医師や歯科医師や薬剤師に提供したり、その他必要な措置を講ずるよう努めなければならない、とされています。

(3)病院または診療所の管理者の責務

病院または診療所の管理者は、その病院や診療所を退院する患者が引き続き療養を必要とする場合に、保健医療サービスや福祉サービスを提供する者との連携を図り、その患者が適切な環境の下で療養を継続することができるよう配慮しなければならない、とされています。

（4）医療提供施設の開設者および管理者の責務

医療提供施設の開設者および管理者は、医療技術の普及や医療の効率的な提供に役立てるため、当該医療提供施設の建物や設備を、当該医療提供施設に勤務しない医師、歯科医師、薬剤師、看護師その他の医療の担い手の、診療や研究や研修のために利用させるよう配慮しなければならない、とされています。

4 病院等の定義

私たちは、体調が悪いときによく「病院に行く」と言います。その際には、病院は医療施設全般を指している場合が多いですね。しかし、実は病院は医療法によって明確に定義されています。

病院の定義は、「医師又は歯科医師が、公衆又は特定多数人のため医業又は歯科医業を行う場所であって、**20人以上**の患者を入院させるための施設を有するもの」です（医療法１条の五）。

他方、入院施設を有しないか、**19人以下**の患者を入院させるための施設を有するものは**診療所**とよばれます（医療法１条の五 第２項）。

通常、風邪などをひいたときに行くような、近所にある「〜クリニック」「〜医院」などの小さな医療施設は、診療所です。なお、助産所は、「助産師が公衆又は特定多数人のためその業務を行う場所」であり、「妊婦、産婦又はじょく婦**10人以上**の入所施設を有してはならない」とされています。

こうしたさまざまな医療施設には、それぞれの役割分担があります。たとえば、風邪をひいただけのときに、大病院にいくのはどうでしょうか？（もちろんそれが禁じられているわけではありません）

それより、まずは近くのかかりつけの診療所で受診をし、そこでは対応できない場合に大きな病院を受診する、というような流れが一般的です。

また、病院のなかでも地域医療確保の拠点となったり、臨床研究の中核になるなどの機能分担があります。

そこで、設けられたのが**地域医療支援病院**、**特定機能病院**、**臨床研究中核病院**です。以下、個別に説明します。

WORDS

病院
医師又は歯科医師が、公衆又は特定多数人のため医業又は歯科医業を行う場所であって、**20人以上**の患者を入院させるための施設を有するもの

（1）地域医療支援病院

地域医療支援病院（医療法４条）とは、紹介患者に対する医療提供や、医療機器の共同利用などの実施を通じてかかりつけ医を支援し、効率的な医療提供体制の構築を図ることを目的としている病院のことです。

病院の規模は原則として**病床数が200床以上**であること、**他の医療機関からの紹介患者に医療を提供する**こと、他の医療機関に対して高額な医療機器

や病床を提供し共同利用すること、地域の医療従事者の向上のため生涯教育などの研修を実施していること、救急医療を提供する能力を有することなどが要件とされ、都道府県知事の承認を得なければなりません。

(2)特定機能病院

特定機能病院(医療法４条の二)とは、高度の医療の提供、高度の医療技術の開発や、高度の医療に関する研修を実施する能力などを備えた病院です。

集中治療室、無菌病室、医薬品情報管理室を備え、病床数400以上、原則16以上の診療科、来院患者の紹介率が50%以上であることなどが要件とされ、厚生労働大臣の承認を得なければなりません。

(3)臨床研究中核病院

臨床研究中核病院(医療法４条の三)とは、日本発の革新的医薬品・医療機器の開発などに必要となる質の高い臨床研究を推進するため、国際水準の臨床研究や医師主導治験の中心的役割を担う病院です。

特定臨床研究に関する計画を立案し、及び実施する能力を有すること、特定臨床研究の実施の主導的な役割を果たす能力を有すること、特定臨床研究に関する研修を行う能力を有すること、400床以上の患者の入院施設をもつことなどが要件とされ、厚生労働大臣の承認を受けなければなりません。

＊　＊　＊

なお、病院、診療所、助産所、地域医療支援病院、特定機能病院、臨床研究中核病院でないものは、それぞれの名称または紛らわしい名称を用いることはできません。これに違反すると20万円以下の罰金刑に処せられます。

5 病院、診療所、助産所の開設

病院、診療所、助産所を開設する場合には、開設をする都道府県の知事からの許可が必要な場合と、届出でよい場合に分かれます。許可については既に説明しました(p.19)。

許可と届出の違いは、許可は、申請を受けた行政官庁の判断により許可がされたり、不許可だったりしますが、届出は、行政官庁の判断はなく、必要な要件(書類)を満たしてさえいれば、行政官庁に到達することで完了する点にあります。

(1)都道府県知事の許可が必要な場合

・病院を開設するとき
・入院施設を有する診療所および臨床研修等修了医師、臨床研修等修了歯科医師でない者が診療所を開設するとき
・助産師でない者が助産所を開設しようとするとき

(2)届出でよい場合

・臨床研修等修了医師、臨床研修等修了歯科医師が入院施設のない診療所を開設するとき
・助産師が助産所を開設するとき

6 病床の種類

病床とはいわゆるベッドのことですが、日本における医療供給体制はこの病床の数によって決められています。都道府県がのちに説明する医療計画を策定するうえで、病床数は重要な単位となるのです。

ところで、医療法では病床は、以下の表のように5つに分類されます。病院を開設した者が病床の数を増やしたり、病床の種類を変更する場合には、都道府県知事の許可が必要となります。

表　病床の種別（医療法７条２項の各号）

号	種類	定義
1	精神病床	病院の病床のうち、精神疾患を有する者を入院させるためのもの
2	結核病床	病院の病床のうち、結核の患者を入院させるためのもの
3	感染症病床	病院の病床のうち、感染症の予防および感染症の患者に対する医療に関する法律6条に規定する一類感染症、二類感染症、新型インフルエンザ等感染症、指定感染症、新感染症の患者を入院させるためのもの
4	療養病床	病院または療養所の病床のうち、精神病床、結核病床、感染症病床以外の病床で、主として長期にわたり療養を必要とする患者を入院させるためのもの
5	一般病床	病院の病床のうち、精神病床、結核病床、感染症病床、療養病床以外のもの

7 病院等の人員配置

病院は、病床の種別に応じて厚生労働省令で定める員数の医師、歯科医師、看護師などをおかなければいけません(医療法21条)。これは、適正な医療・介護を行うために、一定の数以上の人員を確保する必要があると考えられて

いるためです。

具体的な配置基準は、医療法施行規則19条に規定されています。

たとえば、病院と地域医療支援病院では、看護師は、一般病床、感染症病床で**3:1**、療養、結核、精神病床で**4:1**とされています。

3：1とは、入院患者3人に対して、常勤の看護師もしくは准看護師を1名配置しなければならないということです。3:1と4:1では当然3:1の方が手厚い看護体制ということになります。

表　医療施設別、病床区分別の人員配置標準について

<table>
<tr><th rowspan="2"></th><th rowspan="2">病床区分</th><th colspan="8">職種</th></tr>
<tr><th>医師</th><th>歯科医師（歯科、矯正歯科、小児歯科、歯科口腔外科の入院患者を有する場合）</th><th>薬剤師</th><th>看護師及び准看護師</th><th>看護補助者</th><th>栄養士</th><th>診療放射線技師、事務員その他従業員</th><th>理学療法士作業療法士</th></tr>
<tr><td rowspan="3">一般病院</td><td>一般</td><td>16：1</td><td>16：1</td><td>70：1</td><td>3：1</td><td>—</td><td rowspan="3">病床数100以上の病院に1人</td><td rowspan="3">適当数</td><td rowspan="3">適当数</td></tr>
<tr><td>療養</td><td>48：1</td><td>16：1</td><td>150：1</td><td>4：1</td><td>4：1</td></tr>
<tr><td>外来</td><td>40：1（注1）</td><td>病院の実状に応じて必要と認められる数</td><td>取扱処方せんの数75：1</td><td>30：1</td><td>—</td></tr>
<tr><td rowspan="3">特定機能病院</td><td rowspan="2">入院（病床区分による区別はなし）</td><td>すべて（歯科、矯正歯科、小児歯科、歯科口腔外科を除く）の入院患者</td><td>歯科、矯正歯科、小児歯科、歯科口腔外科の入院患者</td><td>すべての入院患者</td><td>すべての入院患者</td><td rowspan="3">—</td><td rowspan="3">管理栄養士1人</td><td rowspan="3">適当数</td><td rowspan="3">—</td></tr>
<tr><td>8：1</td><td>8：1</td><td>30：1</td><td>2：1</td></tr>
<tr><td>外来</td><td>20：1</td><td>病院の実状に応じて必要と認められる数</td><td>調剤数80：1（標準）</td><td>30：1</td></tr>
<tr><td colspan="2">療養病床を有する診療所</td><td>1人</td><td>—</td><td>—</td><td>4：1</td><td>4：1</td><td>—</td><td>適当数（事務員その他の従業者）</td><td>—</td></tr>
</table>

（注1）耳鼻咽喉科、眼科に係る一般病院の医師配置標準は、80：1である。

8 診療に関する諸記録

医療において、診療に関する諸記録はとても重要となります。診療や看護を適切に進める土台になるとともに、チームとして情報を共有するのに、正確な記録やデータは欠かせません。

また、患者側から開示請求があった場合、医療機関はそれに応じる義務があります。そして、仮に医療過誤の有無について患者・遺族と医療側が争いになった場合、事実経過を確かめるための基礎資料になります。

病院は、診療に関する諸記録（病院日誌、各科診療日誌、処方箋、手術記録、看護記録、検査所見記録、X線写真など）を、**2年間**保存しておかなければなりません（診療所には保存義務はありません）。

なお、これには、医師が記載する診療録は含まれないことに注意してください。医師の診療録の保存期間は、医師法で定められており、一連の診療が終わってから５年間の保存が義務付けられています。

また、健康保険法に定める医療機関の指定を受けた病院は、診療に関する帳簿・書類その他の記録について、診療完結の日から**３年間**の保存が義務付けられています（保険医療機関及び保険医療養担当規則）。

このように、法令により保存期間がバラバラであることが問題視されています。日本医師会では、記録の電子化に伴い、保管が容易であることから永久保存を提唱しています。

9 医療計画

医療計画とは、医療機関の適正な配置や医療資源の効率的な活用、病院の機能分化などを図るために、医療圏の設定や病床数、病院や救急体制の整備について、都道府県が策定する計画のことです。**都道府県**は、**厚生労働大臣が定めた基本方針**に即して、この医療計画を定めます。また、都道府県は必要があるときは、**6年**ごとに医療計画を変更します。

医療計画では、さまざまなことを定めます。そのなかでも特に重要なのが、**５疾病６事業**です。５疾病とは、医療法施行規則に定められており、**がん、脳卒中、急性心筋梗塞、糖尿病、精神疾患**を指します。また、６事業とは、①救急医療、②災害時における医療、③へき地の医療、④周産期医療、⑤小児医療（小児救急医療）、⑥新興感染症等の感染拡大時における医療（2024年度から追加）です。

その他にも、医療連携体制における医療提供施設の機能に関する情報の提供の推進に関する事項、居宅等における医療の確保に関する事項、地域医療構想の達成に向けた病床の機能の分化及び連携の推進に関する事項、病床の機能に関する情報の提供の推進に関する事項、外来医療に係る医療提供体制の確保に関する事項が挙げられています。

10 医療法人

医療法は、医療法人について定めています。ここで**法人**の概念について説明しましょう。

たとえば、10人の仲間でなにかビジネスを始めたとします。その際に、事務所を借りたり、機器や車を買ったりしなければなりません。ここでその10人全員で、事務所を借りる賃貸借契約を締結したり、車を買う売買契約を締結し、10人で共有することは、不可能ではありませんが、大変ですし、あまり現実的とはいえません。ここで、その10人の人の集まり（財団の場合は財産）を、一つの法的主体としてみなし、それが契約をしたり、物を所有できたら便利ですね。

このように、人の集まりを一つの法的な主体としてみなし、その主体が私たち自然人と同じように、契約をしたり物を所有できたりする制度が、法人制度です。

法人は、法が人の集まりを一つの法的主体としてみなす、ある種のフィクションのような存在ですので、実際に目に見えるものではないのです。法人には、皆さんがよく知っている株式会社や、特定公益法人、社会福祉法人、学校法人、宗教法人などがあります。

医療法においては、病院や診療所を設立するための法人として**医療法人制度**を設けています。医療法人は都道府県知事の許可を受けることで設立され、そのなかで、公益性が高く、都道府県知事の認定を受けた医療法人は**社会医療法人**となることができます。

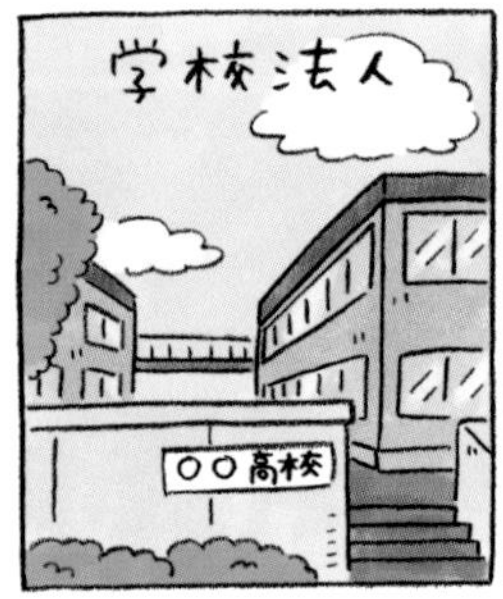

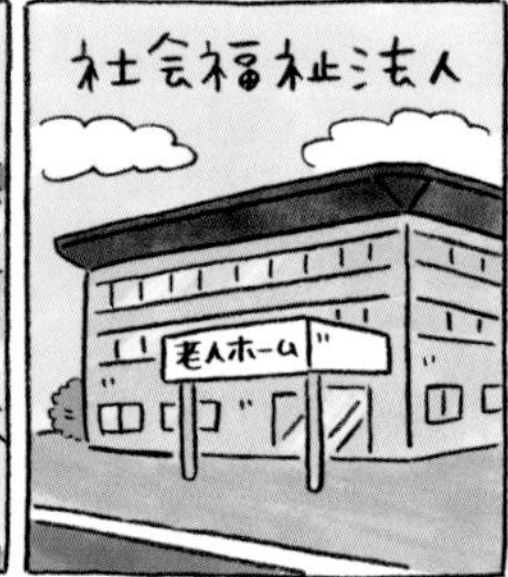

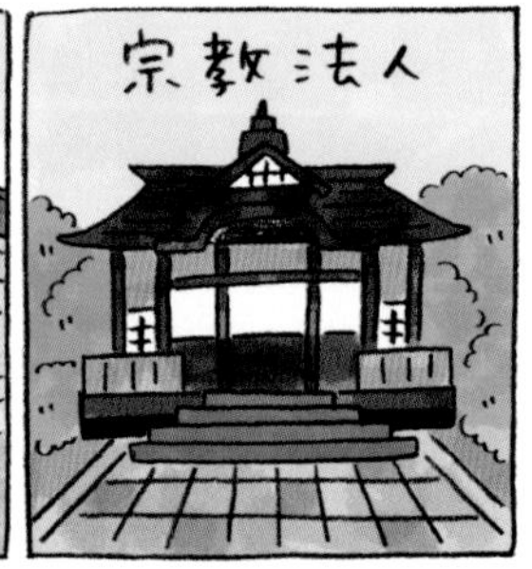

Ⅱ 臓器の移植に関する法律

重い病気や事故などにより、臓器の機能が低下した場合において臓器を摘出し、他者の健康な臓器と取り替えて機能を回復させる医療を、**臓器移植**といいます。世界で初めて臓器移植が行われたのが1967（昭和42）年でした。

日本では、1980（昭和55）年に、心臓が停止した人の角膜と腎臓を提供することを可能とする**角膜及び腎臓の移植に関する法律**が施行されました。その後、他国で腎臓以外の臓器不全の患者が救われている現状をみて、日本国内でも脳死臓器移植の必要性が叫ばれ、ついに1997（平成9）年に、脳死後の臓器提供を可能にする**臓器の移植に関する法律（臓器移植法）**が施行されました。

しかし、1997（平成9）年の臓器移植法では、脳死後に臓器を提供する場合、本人の書面による意思表示を必要とし、なかなか日本では臓器移植が実施されず、多くの人が大金を支払って外国で臓器移植手術を受けなければいけない現状がありました。

そこで、2009（平成21）年に**改正臓器移植法**が成立し、2010（平成22）年7月に全面施行となりました。

1 目的

臓器移植法の目的は、下記のように示されています。

> 第一条　この法律は、臓器の移植についての基本的理念を定めるとともに、臓器の機能に障害がある者に対し臓器の機能の回復又は付与を目的として行われる臓器の移植術（以下単に「移植術」という。）に使用されるための臓器を死体から摘出すること、臓器売買等を禁止すること等につき必要な事項を規定することにより、移植医療の適正な実施に資することを目的とする。

2 臓器の定義

臓器移植法における臓器の定義は、人の**心臓**・**肺**・**肝臓**・**腎臓**その他厚生労働省令で定める内臓（**膵臓**・**小腸**）および**眼球**とされています（臓器移植法５条）。

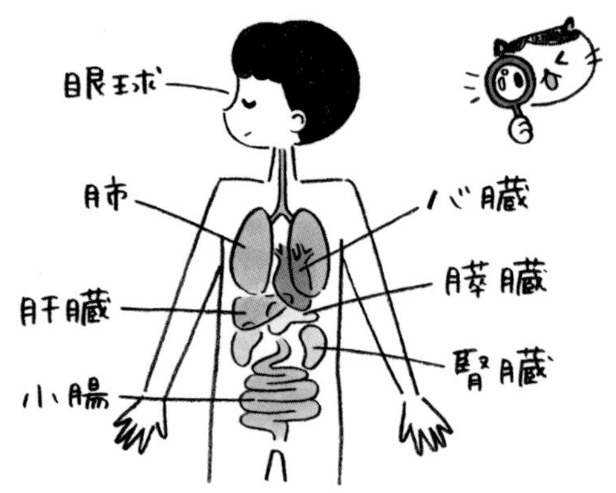

3 臓器の摘出

臓器を摘出できるのはどのような場合でしょうか？

臓器を摘出できるのは、「死亡した者が生存中に臓器提供の意思を書面により表示している場合で、その告知を受けた遺族がその臓器の摘出を拒まないとき、もしくは遺族がいないとき」、あるいは「死亡した者の生存中の意思が不明な場合であっても、遺族が臓器の摘出を書面で承諾したとき」に、医師は移植に使用する臓器を死体から摘出することができます。

この場合での「死体」とは、脳死した者の身体を含み、この「脳死した者」とは、脳幹を含む全脳の機能が不可逆的に停止するに至ったと判定された者を指します。

なお、臓器の提供の意思を表示する際には、親族に対して優先的に提供する意思を表示することができます。自分の親族に優先的に提供したいという提供者の心情を配慮したものです。

次に**脳死の判定**（臓器移植法６条３項）について説明します。脳死後に臓器を提供する場合、法に定められた厳格な脳死判定を行い、脳死であることを確実に判定することになります。

脳死判定が行われるのは、下記のときです。

①本人が生存中に当該臓器を移植術に使用されるために提供する意思を書面により表示している場合で、かつ、当該者が前項の判定に従う意思がないことを表示している場合以外の場合であって、その旨の告知を受けたその者の家族が当該判定を拒まないとき又は家族がないとき
②本人が生存中に当該臓器を移植術に使用されるために提供する意思を書面により表示している場合及び当該意思がないことを表示している場合以外の場合であり、かつ、当該者が前項の判定に従う意思がないことを表示している場合以外の場合であって、その者の家族が当該判定を行うことを書面により承諾しているとき

少し条文の内容がわかりにくいのでまとめると、「①本人に臓器提供の意思があり、脳死判定を拒否しておらず、家族も脳死判定を拒否しないとき」、あるいは「②本人の生存中の意思が不明ではあるものの臓器移植の意思を書面に

より拒否していない場合で、本人が脳死判定を拒否しておらず、家族が書面により脳死判定を承諾したとき」に、脳死判定が可能となります。

脳死判定にあたっては、これを的確に行うために必要な知識および経験を有する**2人以上の医師**（その臓器摘出や移植術にかかわらない別の医師）が、一般に認められている医学的知見に基づき、厚生労働省令で定めるところにより行う判断が一致することによって行われます。

4 臓器売買の禁止

臓器移植法11条により、移植術に使用されるための臓器を提供することもしくは提供したことの対価として、財産上の利益の供与を受けたり、その要求もしくは約束をしたりすることは、禁止されています。また、提供を受ける側が利益の供与をすることも同様です。

また、移植術に使用されるための臓器を提供する・提供を受けることのあっせんをし、その対価として財産上の利益の供与を受けたりその要求もしくは約束をしたりすることは、禁止されています。あっせんを受ける側が利益を供与することも同様です。

IN CONCLUSION

●医療法とは、良質で適切な医療を効率的に提供することで、国民の健康保持に寄与することを目的としている。そのために、医療の理念、国や自治体や医療関係者などの責務、病院の種類や人員配置など、医療にまつわるさまざまな事柄を規定している。

●インフォームド・コンセントとは、医療の担い手が医療を提供する際、適切な説明を行うことで、医療を受ける者の理解や同意を得ることをいう。

●病院とは、医師や歯科医師が、医業や歯科医業を行う場所で、20人以上の患者を入院させる施設があるものをいう。一方、19人以下の入院施設か、そもそも入院施設がないものは、診療所とよばれる。ほかにも、地域医療支援病院、特定機能病院、臨床研究中核病院といった病院もある。

●病床には、精神病床、結核病床、一般病床などの種類がある。

●病院や診療所などには、医師や看護師などの各医療従事者の人員配置に関する基準がある。

●病院は、診療に関する諸記録(病院日誌、処方箋、看護記録など)を、2年間保存しなければならない。ただし、医師の診療録は医師法で5年間の保存義務があることなど、医療法ではなく別の法令で定めていたり、保存期間が統一されていなかったりするため、注意が必要である。

●臓器の移植に関する法律(臓器移植法)では、臓器の定義、臓器の摘出・移植ができる場面、脳死判定についてなどが定められている。

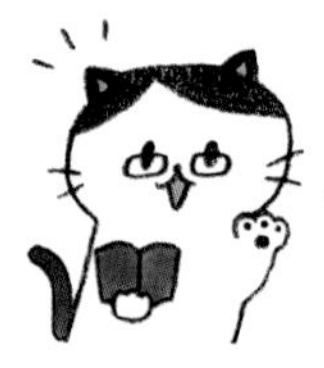

医療は、医療の担い手と受け手の信頼関係に基づいて行われなければならない、って規定されているのがカッコいいニャ！
誠実な医療従事者でありたいものですね。

第4章
公衆衛生法

地域社会の人々の健康の保持・増進をはかり、疾病を予防するため、公私の保健機関や諸組織によって行われる衛生活動を「公衆衛生」といいます。そして公衆衛生のために制定された諸法規を「公衆衛生法」といいます。

公衆衛生の対象の中心は、20世紀初頭までは伝染病撲滅、次いで結核の予防と追放、さらに乳幼児死亡率の低下にありましたが、現在の公衆衛生の内容は、感染症予防、母子保健、生活習慣病対策、精神衛生、公害対策、労働衛生その他広範囲にわたっています。

地域保健法

地域保健法は、もともと「保健所法」という法律でした。名前からもわかるように、地域の公衆衛生を支える行政機関である保健所について定めた法律です。

1994（平成6）年に現在の地域保健法に改正され、基本指針や、人材確保支援計画、市町村保健センターの規定の整備などが行われ、地域保健に関する基本法的な性格を有しています。

1 目的

地域保健法の目的は、下記のように示されています。

> 第一条　この法律は、地域保健対策の推進に関する基本指針、保健所の設置その他地域保健対策の推進に関し基本となる事項を定めることにより、母子保健法（昭和四十年法律第百四十一号）、その他の地域保健対策に関する法律による対策が地域において総合的に推進されることを確保し、もつて地域住民の健康の保持及び増進に寄与することを目的とする。

TIPS
母子保健法はp.95を参照

2 基本指針

厚生労働大臣は、地域保健対策の円滑な実施と総合的な推進を図るため、地域保健対策の推進に関する基本的な指針を定めなければなりません。基本指針で定めるのは、次の事項になります。

①地域保健対策の推進の基本的な方向
②保健所と市町村保健センターの、整備と運営に関する基本的事項
③地域保健対策にかかわる人材の確保と資質の向上と、21条1項の人材確保支援計画の策定に関する基本的事項
④地域保健に関する調査と研究に関する基本的事項
⑤社会福祉などの関連施策との連携に関する基本的事項
⑥その他地域保健対策の推進に関する重要事項

TIPS

21条1項の人材確保支援計画

都道府県が、町村に対して定める計画

3 保健所

地域保健対策の広域的・専門的・技術的推進のための拠点となる行政機関を**保健所**といい、都道府県、地方自治法上の指定都市、中核市、その他の政令で定める市や特別区（東京23区）が、これを設置します（必ず設置しなければなりません）。なお、地方自治法に定める指定都市とは人口50万人以上、中核市とは20万人以上の都市のことです。

WORDS

保健所
地域保健対策の広域的・専門的・技術的推進のための拠点となる行政機関。主に、都道府県が設置しなければならない

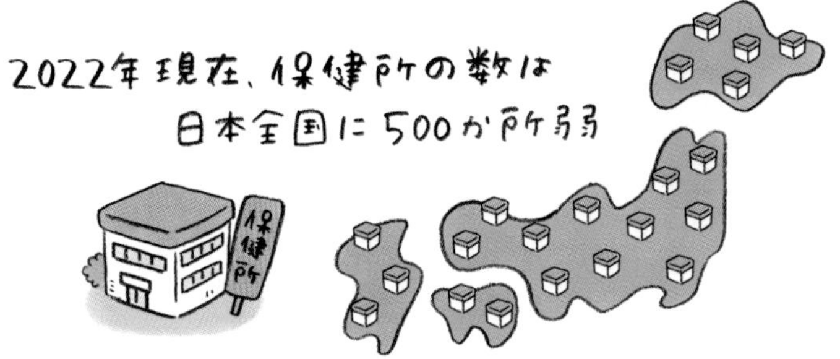

保健所には、**保健所長**（3年以上公衆衛生の実務に従事した経験がある医師であるなどの地域保健法施行令で定めた諸要件あり）、医師、歯科医師、薬剤師、獣医師、保健師、助産師、看護師、診療放射線技師、臨床検査技師、管理栄養士、栄養士、歯科衛生士、統計技術者などの、保健所の業務を行うために必要な職員がおかれます。

そして、保健所は下記の①～⑭についての企画、調整、指導や、これらに必要な事業を行います。

①地域保健に関する思想の普及と向上に関する事項
②人口動態統計その他地域保健にかかわる統計に関する事項
③栄養の改善と食品衛生に関する事項
④住宅、水道、下水道、廃棄物の処理、清掃など、環境の衛生に関する事項
⑤医事と薬事に関する事項
⑥保健師に関する事項
⑦公共医療事業の向上と増進に関する事項
⑧母性と乳幼児、そして老人の保健に関する事項
⑨歯科保健に関する事項
⑩精神保健に関する事項
⑪治療方法が確立していない疾病など、特殊な疾病により長期に療養を必要とする者の保健に関する事項
⑫エイズ、結核、性病、伝染病などの、疾病の予防に関する事項
⑬衛生上の試験と検査に関する事項
⑭その他地域住民の健康の保持と増進に関する事項

4 市町村保健センター

保健所は、主に都道府県をはじめとして人口規模の大きな都市におかれる機関でした。

他方で、市町村は、住民に対し、健康相談、保健指導、健康診査といった、地域保健に関して必要な事業を行うことを目的とした**市町村保健センター**をおくことができます。

Memo

Ⅱ 健康増進法

近年、日本は高齢化の進展や疾病構造の変化に伴い、国民の健康の増進の重要性が増大しました。健康づくりや疾病予防を積極的に推進するための環境整備が要請されるなか、2000（平成12）年に当時の厚生省事務次官通知などにより、国民健康づくり運動として**健康日本21**が開始されました。

また、2001（平成13）年に、政府・与党社会保障改革協議会において、「医療制度改革大綱」が策定され、そのなかで、「健康寿命の延伸、生活の質の向上を実現するため、健康づくりや疾病予防を積極的に推進する。そのため、早急に法的基盤を含め環境整備を進める」との指摘がなされました。

これを受けて、健康日本21を中核とする国民の健康づくり・疾病予防をさらに積極的に推進するため、医療制度改革の一環として、2002（平成14）年に**健康増進法**が制定されました。

1 目的

健康増進法の目的は、下記のように示されています。

> **第一条　この法律は、我が国における急速な高齢化の進展及び疾病構造の変化に伴い、国民の健康の増進の重要性が著しく増大していることにかんがみ、国民の健康の増進の総合的な推進に関し基本的な事項を定めるとともに、国民の栄養の改善その他の国民の健康の増進を図るための措置を講じ、もって国民保健の向上を図ることを目的とする。**

2 基本方針

厚生労働大臣は、国民の健康の増進の総合的な推進を図るための基本方針を定めます。

都道府県は、基本方針を勘案して、その都道府県の住民の健康の増進の推進に関する施策についての**都道府県健康増進計画**を定めます。

市町村は、基本方針と都道府県健康増進計画を勘案して、その市町村の住民の健康の増進の推進に関する施策についての**市町村健康増進計画**を定めるよう努めるとされています。

3 国民健康・栄養調査

厚生労働大臣は、国民の健康の増進の総合的な推進を図るための基礎資料として、国民の身体の状況、栄養摂取量と生活習慣の状況を明らかにするため、**国民健康・栄養調査**を行います。

調査は、調査年の国民生活基礎調査で設定された単位区から、層化無作為抽出によって選ばれた全国300地区より、約6,000世帯のおよそ1万5,000人を対象に行われます。

4 市町村による生活習慣相談

市町村は、住民の健康の増進を図るため、医師、歯科医師、薬剤師、保健師、助産師、看護師、准看護師、管理栄養士、栄養士、歯科衛生士などの職員に、栄養の改善といった生活習慣の改善に関する事項について、住民からの相談に応じさせ、必要な栄養指導をはじめとした保健指導などを行わせます。

5 特定給食施設

特定給食施設とは、健康増進法20条1項にて、「特定かつ多数の者に対して継続的に食事を供給する施設のうち栄養管理が必要なものとして厚生労働省令に定めるもの」と規定されています。そして、健康増進法施行規則5条にて、「継続的に1回100食以上か、1日250食以上の食事を供給する施設」と規定されています。

特定給食施設を設置した者は、その事業の開始の日から**1か月以内**に、その施設の所在地の**都道府県知事**に、厚生労働省令で定める事項を届け出なければなりません。

特定給食施設で、特別な栄養管理が必要なものとして厚生労働省令で定める施設の設置者は、その特定給食施設に**管理栄養士**をおかなければなりません。それ以外の特定給食施設の設置者は、厚生労働省令で定めるところにより、その特定給食施設に**栄養士または管理栄養士**をおくように努めなければなりません。

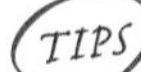

TIPS

特別な栄養管理が必要な施設とは、「医学的な管理を必要とする者に食事を供給する特定給食施設」などとされている（健康増進法施行規則7条）

WORDS

管理栄養士
栄養士法にて定められている、厚生労働大臣の免許を受ける国家資格。傷病者や高齢で食事がとりづらくなっている方などを対象に、専門的な知識と技術をもって栄養指導や給食管理、栄養管理を行う。なお、栄養士は、都道府県知事の免許を受ける資格。主に健康な方を対象に栄養指導や給食の運営を行う

6 受動喫煙の防止

受動喫煙とは、喫煙により生じた副流煙（たばこの先から出る煙）や呼出煙（喫煙者が吐き出した煙）を、周囲にいる喫煙者以外の人が吸入することです。間接喫煙、二次喫煙ともよばれます。

国と地方公共団体は、望まない受動喫煙が生じないようにするため、受動喫煙に関する知識の普及、受動喫煙の防止に関する意識の啓発、受動喫煙の防止に必要な環境の整備など、受動喫煙を防止するための措置を総合的かつ効果的に推進するよう努めなければならないとされています。

また、国、都道府県、市町村、多数の者が利用する施設を管理する者といった関係者は、望まない受動喫煙が生じないよう、受動喫煙を防止する措置の総合的かつ効果的な推進を図るため、相互に連携を図りながら協力するよう努めなければならないとされています。

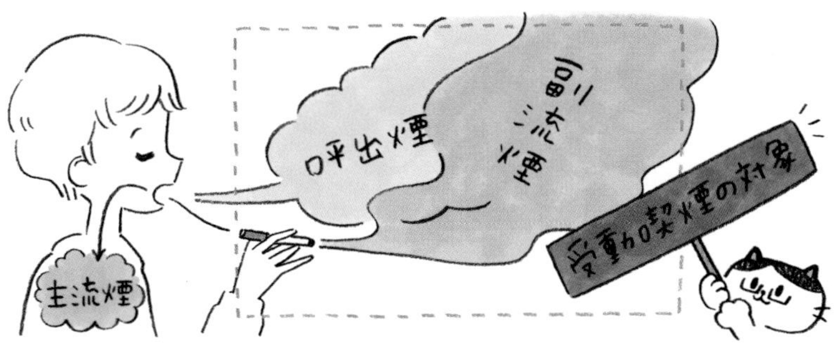

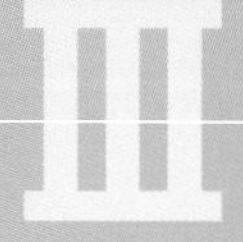

精神保健及び精神障害者福祉に関する法律
（精神保健福祉法）

公衆衛生には、**精神衛生**も含まれます。

精神衛生には二つの側面があります。その一つは、精神障害の発生率を減少させること、早期発見により有病率を減少させること、社会復帰を促進するといった、精神障害に対する予防·ケアに関する側面です。そしてもう一つは、精神的健康の維持、促進という側面です。

精神保健福祉法は、とくに一つ目の側面を扱います。

歴史的にみると、精神障害者は迫害を受けてきました。ドイツのナチス政権下では、多くの精神障害者や知的障害者らが、生きるに値しない生命、社会的邪魔者として隔離され抹殺されるという、人類史上忘れてはならない悲劇が起こりました。

その後、1948（昭和23）年、世界精神保健連盟が設立され、1960年代頃になって、やっと精神障害者らのための積極的な福祉施策がとられるようになりました。

一方、日本においては、1900（明治33）年に精神病者監護法が制定されましたが、これは監護の責任者が精神障害者を私宅などに監置（閉じ込めること）できるという内容の法律でした。精神障害に対する本格的なケアの法整備には、今しばらく時間を要することとなります。

この項目で扱う「精神保健及び精神障害者福祉に関する法律」は、もともと精神衛生法（1950年制定）という名称でした。その後、1987（昭和62）年に、精神障害者の人権に配慮した適正な医療および保護の確保と精神障害者の社会復帰の促進を図る観点から、任意入院制度の創設や精神医療審査会の創設などを内容とする改正が行われ、精神保健法へと名称が改められました。

1995（平成7）年には現在の名称になり、従来の保健医療施策に加え、精神障害者の社会復帰などのための福祉施策の充実も法律上の位置づけが強化されることとなりました。

1　目的

精神保健福祉法の目的は、下記のように示されています。

> 第一条　この法律は、精神障害者の医療及び保護を行い、障害者の日常生活及び社会生活を総合的に支援するための法律（平成十七年法律第百二十三号）と相まつてその社会復帰の促進及びその自立と社会経済活動への参加の促進のために必要な援

助を行い、並びにその発生の予防その他国民の精神的健康の保持及び増進に努めることによつて、精神障害者の福祉の増進及び国民の精神保健の向上を図ることを目的とする。」

2 精神障害者の定義

精神保健福祉法５条により、**精神障害者**は、統合失調症、精神作用物質による急性中毒またはその依存症、知的障害、精神病質など、精神疾患を有する者と定義されています。

3 精神科病院・精神保健福祉センター

都道府県は、精神科病院を設置しなければなりません(精神保健福祉法19条の七)。なお、精神科病院は、これまで一般的に精神病院とよばれてきましたが、2006(平成18)年に行政上使用する用語としては「精神科病院」に改められました。

また、都道府県知事は、国立、都道府県立以外の精神科病院または精神科病室の全部または一部を、**指定病院**として、精神科病院に代わり指定することができます。

精神保健福祉センターは、都道府県(指定都市)の精神保健福祉に関する技術的中核機関です。都道府県(指定都市)は必ずこれを設置しなければなりません。

精神保健福祉センターの業務は、精神保健や精神障害者の福祉に関する知識の普及、調査研究や相談および指導、精神医療審査会の事務、自立支援医療(精神通院医療)の支給要否の認定、精神障害者保健福祉手帳の申請に対する判定業務などです。

WORDS

精神保健福祉センター
都道府県(指定都市)の精神保健福祉に関する技術的中核機関であり、都道府県は必ずおかなければならない

4 精神保健指定医

精神科医療においては、患者に入院を強制したり、身体拘束を含む行動制限を行わざるをえない場面が多く存在します。しかし、それらの措置は人身の自由を直接制約するものであり、それらの制約が妥当なものかどうかの判断は、精神医療や法制度に精通した者によって慎重になされなければなりません。こういった判定を行うのが、**精神保健指定医**です(**学会認定専門医**制度とは異な

ります）。

厚生労働大臣は、医師のなかでも、５年以上の診断または治療の経験、３年以上の精神障害の診断または治療の経験、「精神保健指定医研修会」課程の修了、ケースレポート（５症例）の提出などの諸要件を満たす医師を、精神保健指定医に指定します。

そして指定医は、入院を継続する必要があるかどうかの判定、行動の制限を必要とするかどうかの判定、保健所長経由で都道府県知事に報告すべき患者情報の報告、一時退院させて経過を見ることが適当かどうかの判定などの職務を行います。これらの職務については、公務員として行うことになります。

5 医療および保護

前項の「精神保健指定医」のところでも説明したとおり、精神科医療においては、患者を自分の意思で入院させる場合、また、強制的に入院させる場合があります。入院の種類は以下の表を参照してください。ちなみに、任意入院、医療保護入院、応急入院については入院させる主体が精神科病院の管理者であり、措置入院、緊急措置入院については都道府県知事である点に注意してください。

表　入院の種類

種類	内容
任意入院	患者本人の同意のもとに精神科病院の管理者により行われる入院。ただし、**72時間に限り**、精神保健指定医の判断により退院を制限することがある。
医療保護入院	患者本人の同意がなくても、精神保健指定医が入院の必要性を認め、患者の家族等のうちいずれかが入院に同意したときに精神科病院の管理者により行われる入院。患者の家族等がいない場合、または家族等の全員が意思を表示することができない場合で、精神保健指定医が入院の必要性を認めたときは、患者の居住地の市区町村長の同意により医療保護入院となることがある。
応急入院	患者本人または保護者・扶養義務者の同意がなくても、精神保健指定医が緊急の入院が必要と認めたとき、**72時間を限度**として精神科病院の管理者により行われる入院

（続き）

措置入院	自傷他害のおそれがある場合で、知事の診察命令による2人以上の精神保健指定医の診察の結果が一致して入院が必要と認められた場合、都道府県知事の決定によって行われる入院	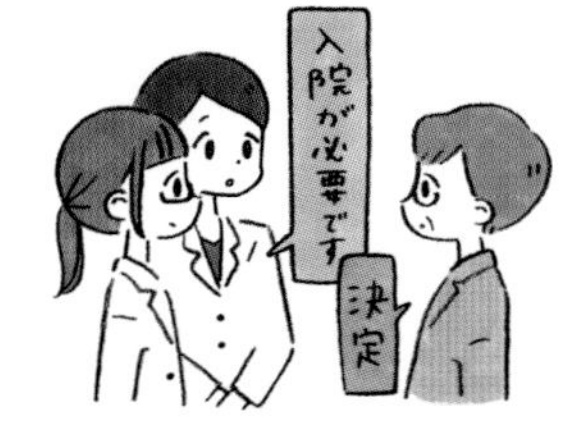
緊急措置入院	自傷他害のおそれがある場合で、正規の措置入院の手続きがとれず、しかも急を要する場合、精神保健指定医1人の診察の結果に基づき都道府県知事の決定によって**72時間を限度**として行われる入院	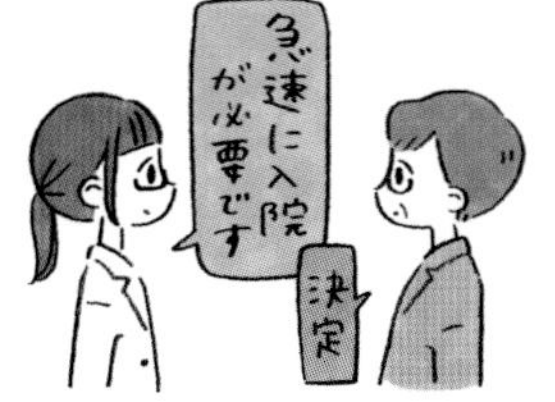

上記の入院のうちで、患者や家族の意に反して入院させる場合、患者本人や家族が退院を望んだときはどうすればよいのでしょうか？

もし患者本人が退院したい、家族が退院させたいときには、都道府県知事に書面を送り、退院請求や待遇改善請求をすることができます。

退院が請求されると、各都道府県に設置されている**精神医療審査会**の委員が入院の必要性を審査します。本人の人権と健康の双方から、適正な医療が行われているかどうかの行政判断がなされます。

6 精神障害者保健福祉手帳

精神障害者保健福祉手帳とは、精神障害のある方が、一定の障害にあることを証明するものです。

精神障害者保健福祉手帳はどのように交付されるのでしょうか。

精神障害者（知的障害者は除く）は、厚生労働省令で定められた必要書類を添えて居住地の都道府県知事に、手帳の交付を申請することができます。都道府県知事は、申請に基づいて審査を行い、精神障害があると認めたときには申請者に手帳を交付しなければなりません。

精神障害者保健福祉手帳の交付を受けることにより、精神障害者は所得税・住民税の控除、公共料金、上下水道料金の割引、障害者職場適応訓練、福祉手当、通所交通費の助成、生活保護の障害者加算などのメリットを受けることができます。この手帳を受けた者は、**2年ごと**に都道府県知事の認定を受ける必要があります。

7 精神保健福祉相談員

精神保健福祉相談員は、精神保健福祉センターと保健所におかれます。精神保健、精神障害者の福祉に関する相談に応じたり、精神障害者やその家族などを訪問指導したりする職員です。

精神保健福祉士など、政令で定める資格を有する者のなかから、都道府県知事か市町村長が任命します。

Memo

Ⅳ 母子保健法

母子保健とは、丈夫な子どもを出産し、健康に育てるという考えのもとに、母親と子どもの健康保持と増進をはかることです。

母子保健法が制定される以前は、母子保健については児童福祉法が規定していましたが、1965（昭和40）年に母子保健政策を強化するために、母子保健法が制定されました。

母子保健法は、母子に関する知識の普及、妊産婦と乳幼児を対象とした健康診査と保健指導、妊娠の届出と母子手帳の交付、妊産婦および新生児や未熟児の訪問指導、低出生体重児の届出、養育医療の給付、母子保健センターの設置などについて規定している法律です。

1 目的

母子保健法の目的は、下記のように示されています。

> 第一条　この法律は、母性並びに乳児及び幼児の健康の保持及び増進を図るため、母子保健に関する原理を明らかにするとともに、母性並びに乳児及び幼児に対する保健指導、健康診査、医療その他の措置を講じ、もつて国民保健の向上に寄与することを目的とする。

2 用語の定義

母子保健法では、妊産婦や乳児などの用語の定義が行われています。これらの定義はとても重要ですので、覚えておきましょう。

表　母子保健法で登場する用語の定義

用語	定義
妊産婦	妊娠中または出産後１年以内の女子
乳児	１歳に満たない者
幼児	満１歳から小学校就学の始期に達するまでの者

（続き）

保護者	親権を行う者、未成年後見人その他の者で、乳児または幼児を現に監護する者
新生児	出生後28日を経過しない乳児
未熟児	身体の発育が未熟のまま出生した乳児であって、正常児が出生時に有する諸機能を得るに至るまでのもの

3 母子保健の向上に関する措置

市町村は、母子保健の向上のために以下の措置を行います。すべて主体は市町村になるので注意してください。

（1）保健指導

市町村は、妊産婦やその配偶者、あるいは乳児や幼児の保護者に対して、妊娠、出産、育児に関する必要な保健指導を行い、あるいは医師、歯科医師、助産師、保健師による保健指導を受けることを勧奨（勧めること）しなければなりません。

（2）新生児の訪問指導

上記（1）の保健指導の結果、乳児が新生児であり、育児上必要があると認めるときは、市町村長は医師、保健師、助産師などその他の職員によってその新生児の保護者を訪問させ、必要な指導を行わせることになります。

（3）健康診査

市町村は、**満1歳6か月を超え満2歳に達しない幼児、および、満3歳を超え満4歳に達しない幼児**に対して、健康診査を行わなければなりません。

そのほかに、市町村は必要に応じて、妊産婦、乳児、幼児に健康診査を行うか、健康診査を勧奨しなければなりません。

（4）妊娠の届出

妊娠をした場合は、すみやかに市町村長に妊娠の届出をしなければなりません。届出をした者には、市町村から**母子健康手帳**が交付されます。

WORDS

母子健康手帳
母子健康手帳は妊産期から産後、新生児期から乳幼児期まで一貫した母子の健康状態を記録する手帳です。妊産婦は、健康診査や保健指導をうけた際に必要な事項の記録を受けなければならないとされています。

(5)妊産婦の訪問指導

(3)の健康診査を行った市町村の長は、その結果に基づき、保健指導を必要とする妊産婦に対して、医師、助産師、保健師などその他の職員を訪問させて必要な指導を行わせ、妊娠や出産に支障を及ぼすおそれがある疾病にかかっている疑いのある妊産婦については、医師や歯科医師の診療を受けることを勧奨します。また、それに必要な援助を与えるように努めなければなりません。

(6)低出生体重児の届け出

体重が2500グラム未満の乳児が出生したときは、保護者は、速やかに、その旨をその乳児の現在地の市町村に届け出なければならないとされています。

(7)産後ケア事業(2021年4月施行)

産前産後の育児不安やうつ状態のなかで育児を行う母親を孤立から防ぐために、出産後の母と子への心身のケアと育児相談を行うことを目的として行われる産後ケア事業は、初めて法律(母子保健法の一部を改正する法律)によって明確に位置付けられ、市町村の努力義務とされました。同法では出産後1年を経過しない女子と乳児に対し、心身の状態に応じた保健指導や療養に伴う世話を行うものとされ、①短期入所型、②通所型、③居宅訪問型といった類型で実施されます。

(8)未熟児の訪問指導

市町村長は、その区域内に現在地を有する**未熟児**について、養育上必要があると認めるときは、医師、保健師、助産師などその他の職員にその未熟児の保護者を訪問させ、必要な指導を行わせます。

(9)養育医療の給付

市町村は、養育のため病院や診療所への入院を必要とする未熟児に対し、その養育に必要な医療の給付を行い、あるいは、これに代えて養育医療に要する費用を支給できます。

給付の範囲は、①診察、②薬剤や治療材料の支給、③医学的処置、手術など、その他の治療、④病院や診療所への入院と、その療養に伴う世話など、その他の看護、⑤移送となります。

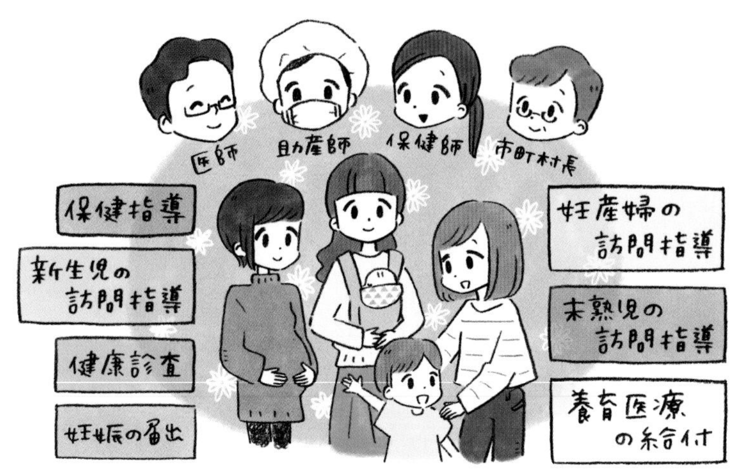

4 母子健康包括支援センター

市町村は、必要に応じ、母子健康包括支援センターを設置するように努めなければなりません。

母子健康包括支援センターとは、母性ならびに乳児および幼児の健康の保持および増進に関する包括的な支援をすることを目的とする施設です。

市町村が運営の主体となって、妊娠期から子育て期にわたるあらゆる相談をすることができます。一般的には、**子育て世代包括支援センター**とよばれています。具体的な事業の内容は以下のとおりです。

①母性ならびに乳児および幼児の健康の保持や増進に関する支援に必要な実情の把握を行うこと。
②母子保健に関する各種の相談に応じること。
③母性ならびに乳児および幼児に対する保健指導を行うこと。
④母性および児童の保健医療や福祉に関する機関との連絡調整をはじめとした、母性ならびに乳児および幼児の健康の保持や増進に関し、厚生労働省令で定める支援を行うこと。
⑤健康診査、助産などの、母子保健に関する事業を行うこと。

V 母体保護法

母体保護法の前身は、**優生保護法**とよばれていました。

これは、優生上の見地から不良な子孫の出生を防止するとともに、母性の生命と健康を保護するものでしたが、遺伝性疾患や精神障害を理由にした不妊、中絶手術を容認するという、いわゆる**優生思想**に基づく部分が障害者への差別になるとの強い批判を受けていました。

そこで、優生思想や本人の同意によらない断種の規定を削除し、現在の母性を保護するための法律として1996（平成8）年に現在の**母体保護法**に改正されました。

1 目的

母体保護法の目的は、下記のように示されています。

> **第一条　この法律は、不妊手術及び人工妊娠中絶に関する事項を定めること等により、母性の生命健康を保護することを目的とする。**

2 不妊手術

不妊手術とは、生殖腺を除去することなしに、生殖を不能にする手術のこととされています。

医師は、①妊娠や分娩が母体の生命に危険を及ぼすおそれがある場合、②現に数人の子を有し、かつ、分娩ごとに母体の健康度を著しく低下するおそれがある場合、本人および配偶者（届出をしていないが事実上婚姻関係と同様な事情にある者を含む）の同意を得て、不妊手術を行うことができます。

ただし、「配偶者が知れないとき又はその意思を表示することができないときは本人の同意だけで足りる」とされています。「配偶者が知れないとき」とは、配偶者の所在が知れないことが法的手続により確認されているときだけでなく、事実上所在不明の場合も含まれます。

3 人工妊娠中絶

人工妊娠中絶とは、胎児が、母体外において、生命を保続することのできない時期(妊娠第22週未満)に、人工的に、胎児およびその附属物を母体外に排出するとされています。

中絶は、本来禁止された行為で、これを行うと、刑法の堕胎罪(刑法212条)に問われます。

ですが例外的に、①妊娠の継続や分娩が、身体的または経済的理由により、母体の健康を著しく害するおそれのあるもの、②暴行や脅迫によって、抵抗や拒絶できない間に姦淫されて妊娠したもの、以上①②であるときは、都道府県の医師会の指定する医師が、本人および配偶者の同意を得て、人工妊娠中絶を行うことができます。

また、上記の同意は、配偶者が知れないとき、その意思を表示することができないとき、妊娠後に配偶者がなくなったときには、本人の同意だけで足りるとされています。

4 受胎調節

受胎調節とは、人工的に妊娠の成立を一時的に避けることです。避妊ともよばれます。

女子に対して、厚生労働大臣が指定する避妊用の器具(ペッサリー、避妊用海綿など5種類)を使用する受胎調節の実地指導は、医師のほかは、都道府県知事の指定を受けた者(**受胎調節実地指導員**)でなければ業として行うことはできません。ただし、子宮腔内に避妊用の器具を挿入する行為は、医師でなければ業として行うことはできません。

受胎調節実地指導員は、保健師、助産師、看護師が、厚生労働大臣の定める基準に従って、都道府県知事が認定する講習を受けることでその資格を得ます。

Ⅵ 学校保健安全法

学校保健安全法は、学校での児童生徒や職員の健康の保持増進を図るための法律です。前身は、学校保健法でしたが、2009（平成21）年に改正され学校保健安全法になりました。

1 目的

学校保健安全法の目的は、下記のように示されています。

第一条　この法律は、学校における児童生徒等及び職員の健康の保持増進を図るため、学校における保健管理に関し必要な事項を定めるとともに、学校における教育活動が安全な環境において実施され、児童生徒等の安全の確保が図られるよう、学校における安全管理に関し必要な事項を定め、もつて学校教育の円滑な実施とその成果の確保に資することを目的とする。

2 学校の管理運営

学校の設置者は、その学校の児童生徒や職員の心身の健康の保持増進を図るため、学校の施設や設備や管理運営体制の整備充実などといった、必要な措置を講ずるよう努めなければなりません。

そのために、児童生徒や職員の健康診断、環境衛生検査、児童生徒等に対する指導をはじめとした保健に関する事項の計画（**学校保健計画**）を策定し、実施しなければなりません。

また、学校には、健康診断、健康相談、保健指導、救急処置などといった、保健に関する措置を行うため、**保健室**を設けなければなりません。

3 健康診断

(1)就学時の健康診断

市(特別区を含む)町村の**教育委員会**は、翌学年の初めから学校に就学させるべき者で、当該市町村の区域内に住所を有するものの就学(小学校への入学)に当たって、その健康診断を行わなければなりません。

(2)児童生徒の健康診断

学校においては、毎学年定期に、児童生徒等の健康診断を行わなければなりません。

(3)職員の健康診断

学校の設置者は、毎学年定期に、学校の職員の健康診断を行わなければなりません。また、必要があるときは臨時に職員の健康診断を行います。

4 感染症の予防

校長は、感染症にかかっているか、かかっている疑いがあるか、かかるおそれのある児童生徒等があるときは、その出席を停止させることができます。

たとえば、特定鳥インフルエンザを除くインフルエンザの場合、発熱の翌日を1日目として、発症したあと5日が経過し、かつ、解熱したあと2日が経過するまでを、出席停止期間としています。

また、**学校の設置者**は、感染症の予防上必要があるときは、臨時に、学校の全部または一部の休業を行うことができます。

表　学校において予防すべき感染症の種類

学校において予防すべき感染症の種類	
第一種	エボラ出血熱、クリミア・コンゴ出血熱、痘そう、南米出血熱、ペスト、マールブルグ病、ラッサ熱、急性灰白髄炎、ジフテリア、重症急性呼吸器症候群(病原体がベータコロナウイルス属SARSコロナウイルスであるものに限る。)、中東呼吸器症候群(病原体がベータコロナウイルス属MERSコロナウイルスであるものに限る。)及び特定鳥インフルエンザ(感染症の予防及び感染症の患者に対する医療に関する法律(平成十年法律第百十四号)第六条第三項第六号に規定する特定鳥インフルエンザをいう。次号及び第十九条第二号イにおいて同じ。)
第二種	インフルエンザ(特定鳥インフルエンザを除く。)、百日咳(せき)、麻しん、流行性耳下腺炎、風しん、水痘、咽頭結膜熱、結核及び髄膜炎菌性髄膜炎
第三種	コレラ、細菌性赤痢、腸管出血性大腸菌感染症、腸チフス、パラチフス、流行性角結膜炎、急性出血性結膜炎その他の感染症

※感染症の予防及び感染症の患者に対する医療に関する法律に規定する新型インフルエンザ等感染症、指定感染症及び新感染症は、第一種の感染症とみなされるため、新型コロナウイルス感染症は第一種として扱われます。

5 学校医、学校歯科医および学校薬剤師

学校には、**学校医**を置かなければなりません。

そして学校医は、健康診断に従事すること、疾病の予防処置に従事すること、保健指導を行うこと、児童、生徒、学生、幼児の健康相談に従事することなどを職務とします（学校保健安全法施行規則22条）。

また、大学以外の学校には、学校歯科医と学校薬剤師をおかなければなりません。

Memo

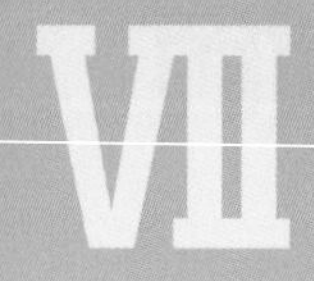

感染症の予防及び感染症の患者に対する医療に関する法律（感染症法）

近年、新型コロナウイルスの世界的蔓延により、われわれは感染症の恐怖を身近に経験しましたが、人類の歴史はまさに感染症との戦いの歴史でした。とくにコレラやペストなどは人類社会に社会的、経済的、文化的に甚大な影響を与えました。これまで医学医療の進歩や衛生水準の著しい向上により、多くの感染症が克服されてきましたが、新たな感染症の出現や既知の感染症の再興により、また、国際交流の進展により、感染症は、新たな形で、今なお人類に脅威を与えています。

一方、日本においては、過去にハンセン病や後天性免疫不全症候群といった感染症の患者などに対するいわれのない差別や偏見が存在したという事実があり、これを教訓として今後に生かすことが必要です。

このような感染症をめぐる状況の変化や感染症の患者などがおかれてきた状況を踏まえ、感染症の患者などの人権を尊重しつつ、これらの人々に対する良質かつ適切な医療の提供を確保し、感染症に迅速かつ適確に対応することが求められています。

そのような視点から、これまでの感染症の予防に関する施策を抜本的に見直し、感染症の予防や感染症の患者に対する医療に関する総合的な施策の推進を図るため、1998（平成10）年に**感染症法**が制定されました。

1 目的

感染症法の目的は、下記のように示されています。

> **第一条　この法律は、感染症の予防及び感染症の患者に対する医療に関し必要な措置を定めることにより、感染症の発生を予防し、及びそのまん延の防止を図り、もって公衆衛生の向上及び増進を図ることを目的とする。**

2 基本理念

感染症法の基本理念は、以下のように示されています。

感染症の発生の予防とまん延の防止を目的として国や地方公共団体が講じる施策は、国際的動向を踏まえつつ、保健医療を取り巻く環境の変化、国際交流の進展などに即応し、新感染症などにも迅速かつ適確に対応することができるよう、感染症の患者などがおかれている状況を深く認識し、その人権に配慮しつつ、総合的かつ計画的に推進されることを基本理念としています。

3 国、地方公共団体、医師の責務

感染症法は、国、地方公共団体、医師の責務についてそれぞれ以下のように規定しています。

(1)国および地方公共団体の責務

①国や地方公共団体は、教育活動、広報活動などを通じた感染症に関する正しい知識の普及、感染症に関する情報の収集、整理、分析、提供、感染症に関する研究の推進、感染症の病原体等の検査能力の向上、感染症の予防にかかわる人材の養成と資質の向上を図るとともに、社会福祉等の関連施策との有機的な連携に配慮しつつ感染症の患者が良質かつ適切な医療を受けられるように、必要な措置を講じるよう努めなければならない。そして、国や地方公共団体は、感染症の患者などの人権の保護に配慮しなければならない。

②国や地方公共団体は、感染症の予防に関する施策が総合的かつ迅速に実施されるよう、相互に連携を図らなければならない。

③国は、感染症に関する情報の収集、研究、感染症にかかわる医療のための医薬品の研究開発の推進、感染症の病原体等の検査の実施などを図るための体制を整備し、国際的な連携を確保するよう努めるとともに、地方公共団体に対して上記①②の責務が十分に果たされるように必要な技術的・財政的援助を与えることに努めなければならない。

(2)医師の責務

医師をはじめとした医療関係者は、感染症の予防に関して国や地方公共団体が講じる施策に協力し、その予防に寄与するよう努めるとともに、感染症の患者などがおかれている状況を深く認識し、良質かつ適切な医療を行うとともに、当該医療について適切な説明を行い、当該患者等の理解を得るよう努めなければならない。

4 感染症の定義

感染症法において、感染症とは、**一類感染症**、**二類感染症**、**三類感染症**、**四類感染症**、**五類感染症**、**新型インフルエンザ等感染症**、**指定感染症**、**新感染症**を意味します。

一類～三類は、感染力とそれに罹患した場合の症状の重篤性などに基づく総合的な観点からみた危険性により段階化されています（一類が一番危険ということです）。

四類は、一類～三類感染症以外のもので、主に動物などを介してヒトに感染する感染症です。

五類とは、国が感染症の発生動向の調査を行い、その結果などに基づいて、必要な情報を国民一般や医療関係者に情報提供・公開していくことによって、発生・まん延を防止すべき感染症です。

それぞれの類型の感染症を覚える必要はないですが、一類、二類などについては看護師国家試験で出題されたことがありますので、覚えておいてもいいでしょう。

表　感染症の定義と分類

一類感染症	エボラ出血熱、クリミア・コンゴ出血熱、痘そう、南米出血熱、ペスト、マールブルグ病、ラッサ熱
二類感染症	急性灰白髄炎（ポリオ）、結核、ジフテリア、重症急性呼吸器症候群（SARS）、中東呼吸器症候群（MERS）、鳥インフルエンザ（H5N1、H7N9。特定鳥インフルエンザという）
三類感染症	コレラ、細菌性赤痢、腸管出血性大腸菌感染症、腸チフス、パラチフス
四類感染症	E型肝炎、A型肝炎、黄熱、Q熱、狂犬病、炭疽、鳥インフルエンザ（特定鳥インフルエンザを除く）、ボツリヌス症、マラリア、野兎病。ほか既に知られている感染性の疾病であって、動物またはその死体、飲食物、衣類、寝具その他の物件を介して人に感染し、上にあげるものと同程度に国民の健康に影響を与えるおそれがあるものとして政令で定めるもの。
五類感染症	インフルエンザ（鳥インフルエンザおよび新型インフルエンザ等感染症を除く）、ウイルス性肝炎（E型肝炎およびA型肝炎を除く）、クリプトスポリジウム症、後天性免疫不全症候群、性器クラミジア感染症、梅毒、麻しん、メチシリン耐性黄色ブドウ球菌感染症。ほか既に知られている感染性の疾病（四類感染症を除く）であって、上にあげるものと同程度に国民の健康に影響を与えるおそれがあるものとして厚生労働省令で定めるもの。
新型インフルエンザ等感染症	**新型インフルエンザ** 新たに人から人に伝染する能力を有することとなったウイルスを病原体とするインフルエンザであって、一般に国民が当該感染症に対する免疫を獲得していないことから、当該感染症の全国的かつ急速なまん延により国民の生命及び健康に重大な影響を与えるおそれがあると認められるもの。 **再興型インフルエンザ** かつて世界的規模で流行したインフルエンザであってその後流行することなく長期間が経過しているものとして厚生労働大臣が定めるものが再興したものであって、一般に現在の国民の大部分が当該感染症に対する免疫を獲得していないことから、当該感染症の全国的かつ急速なまん延により国民の生命及び健康に重大な影響を与えるおそれがあると認められるもの。 **新型コロナウイルス感染症** 新たに人から人に伝染する能力を有することとなったコロナウイルスを病原体とする感染症であって、一般に国民が当該感染症に対する免疫を獲得していないことから、当該感染症の全国的かつ急速なまん延により国民の生命及び健康に重大な影響を与えるおそれがあると認められるもの。 **再興型コロナウイルス感染症** かつて世界的規模で流行したコロナウイルスを病原体とする感染症であってその後流行することなく長期間が経過しているものとして厚生労働大臣が定めるものが再興したものであって、一般に現在の国民の大部分が当該感染症に対する免疫を獲得していないことから、当該感染症の全国的かつ急速なまん延により国民の生命及び健康に重大な影響を与えるおそれがあると認められるもの。
指定感染症	既に知られている感染性の疾病（一類感染症、二類感染症、三類感染症、新型インフルエンザ等感染症を除く）であって、感染症法の第三章から第七章までの規定の全部または一部を準用しなければ、当該疾病のまん延により国民の生命および健康に重大な影響を与えるおそれがあるものとして政令で定めるもの。

（続き）

新感染症	人から人に伝染すると認められる疾病であって、既に知られている感染性の疾病とその病状または治療の結果が明らかに異なるもので、当該疾病にかかった場合の病状の程度が重篤であり、かつ、当該疾病のまん延により国民の生命および健康に重大な影響を与えるおそれがあると認められるものとして政令で定めるもの。

5 特定病原体等

感染症法において、**病原体等**とは感染症の病原体および毒素を指します。なかでも、**特定病原体等**とは、一種病原体等、二種病原体等、三種病原体等、四種病原体等をいいます。

感染症法においては、生物テロに使用されるおそれのある病原体等であって、国民の生命や健康に影響を与えるおそれがある感染症の病原体等の管理の強化のため、一種病原体等から四種病原体等までを特定し、その分類に応じて、所持や輸入の禁止、許可、届出、基準の遵守などの規制が設けられています。

表　特定病原体等の分類

分類	分類の考え方
一種病原体等	現在、わが国に存在していないもので、治療法が確立していないため、国民の生命に極めて重大な影響を与える病原体
二種病原体等	一種病原体等ほどの病原性は強くないが、国民の生命および健康に重大な影響を与えるもの
三種病原体等	二種病原体等ほどの病原性はない（死亡率は低いが死亡しないわけではない）が、場合により国民の生命･健康に影響を与えるため、人為的な感染症の発生を防止する観点から、届出対象として、その所持状況を常時把握する必要がある病原体等
四種病原体等	Ａ型インフルエンザウイルスなど、病原体の保管・所持は可能であるが、国民の健康に与える影響を勘案して、人為的な感染症の発生を防止するため、保管などの基準の遵守を行う必要がある病原体等（わが国の衛生水準では、通常は死亡に至ることは考えられない病原体）

6 感染症指定医療機関

厚生労働大臣または都道府県知事は、新感染症、一類感染症、二類感染症の患者の医療を担当する、感染症指定医療機関（一定の基準に合致する感染症指定病床を有する医療機関）を指定します。

表　感染症指定医療機関の分類

特定感染症指定医療機関	・厚生労働大臣が指定。全国に数か所 ・新感染症、一類感染症、二類感染症の患者の入院医療を担当できる基準に合致する病床を有する
第一種感染症指定医療機関	・都道府県知事が指定。原則として都道府県域ごとに１か所 ・一類感染症、二類感染症の患者の入院医療を担当できる基準に合致する病床を有する

（続き）

第二種感染症指定医療機関	・都道府県知事が指定。原則として２次医療圏域ごとに１か所 ・二類感染症の患者の入院医療を担当できる基準に合致する病床を有する
結核指定医療機関	・都道府県知事が指定 ・結核の患者に対する適正な医療を担当できる医療機関

7 基本指針、予防計画

厚生労働大臣は、感染症の予防の総合的な推進を図るための基本指針を定めなければなりません。

厚生労働大臣は、感染症の予防に関する施策の効果に関する評価を踏まえ、少なくとも**５年ごと**に基本指針に再検討を加え、必要があると認めるときは、これを変更することになります。

都道府県は、基本指針に即して、感染症の予防のための施策の実施に関する予防計画を定めなければなりません。

8 感染症に関する情報の収集および公表

感染症の拡大を防ぐためには、その情報の収集と公表が必要となります。

そこで、医師は次の①に該当する患者を診断したときにはただちに、また次の②に該当する患者を診断したときには７日以内に、その者の氏名、年齢、性別その他厚生労働省令で定める事項を、保健所長を経由して都道府県知事に届け出なければなりません。

①一類～四類感染症の患者、無症状病原体保有者、厚生労働省令で定める五類感染症または新型インフルエンザ等感染症の患者、新感染症にかかっていると疑われる者
②厚生労働省令で定める五類感染症の患者（厚生労働省令で定める五類感染症の無症状病原体保有者を含む）

獣医師は、一類感染症、二類感染症、三類感染症、四類感染症、新型インフルエンザ等感染症のうち、エボラ出血熱、マールブルグ病その他の政令で定める感染症ごとに当該感染症を人に感染させるおそれが高いものとして政令で定めるサルその他の動物について、当該動物が当該感染症にかかっているか、かかっている疑いがあると診断したときは、ただちに、当該動物の所有者の氏名その他厚生労働省令で定める事項を、最寄りの保健所長を経由して都道府県知事に届け出なければなりません。

そして、**厚生労働大臣および都道府県知事**は、収集した感染症に関する情報について分析を行い、感染症の発生の状況、動向、原因に関する情報、当該感染症の予防および治療に必要な情報を、新聞、放送、インターネットその他適切な方法により、積極的に公表しなければなりません。情報を公表するに当たっては、個人情報の保護に留意しなければなりません。

9 健康診断、就業の禁止、入院などの措置

ここでは、感染症の拡大を防ぐために、都道府県知事が感染者や感染の疑いがある者に対してとりうる措置について説明します。主体はすべて、都道府県知事になります。

(1)健康診断

都道府県知事は、一類感染症、二類感染症、三類感染症、新型インフルエンザ等感染症のまん延を防止するため必要があると認めるときは、それらの感染症にかかっていると疑うに足りる正当な理由のある者に対し、当該感染症にかかっているかどうかに関する医師の健康診断を受け、またはその保護者に対して、当該感染症にかかっていると疑うに足りる正当な理由のある者に健康診断を受けさせるべきことを勧告することができます。

勧告するとは、相手方に一定の措置をとることをすすめ、または促すことです。

(2)就業の禁止

都道府県知事は、一類感染症、二類感染症、三類感染症、新型インフルエンザ等感染症の患者や無症状病原体保有者にかかわる医師の届出を受けた場合、当該感染症のまん延を防止するため必要があると認めるときは、当該者またはその保護者に対し、当該届出の内容その他の厚生労働省令で定める事項を書面により通知することができます。

患者や無症状病原体保有者は、当該者またはその保護者が上記の通知を受けた場合に、感染症を公衆にまん延させるおそれがある業務として厚生労働省令で定める業務に、そのおそれがなくなるまでの期間、従事することはできなくなります。

(3)入院の措置

都道府県知事は、**一類感染症**のまん延を防止するため必要があると認めるときは、当該感染症の患者に対し、特定感染症指定医療機関もしくは第一種感染症指定医療機関に入院し、またはその保護者に対し、**72時間**を限度として当該患者を入院させるべきことを勧告することができます。

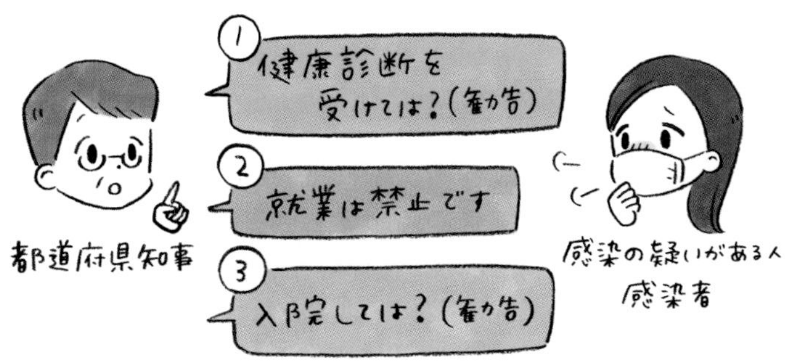

第4章 公衆衛生法

ただし、緊急その他やむを得ない理由があるときは、特定感染症指定医療機関もしくは第一種感染症指定医療機関以外の病院もしくは診療所であって当該都道府県知事が適当と認めるものに入院し、または当該患者を入院させるべきことを勧告することができます。勧告を受けた者が当該勧告に従わないときは、当該勧告にかかわる患者を特定感染症指定医療機関または第一種感染症指定医療機関に入院させることができます。入院措置に応じない場合または入院先から逃げた場合は50万円以下の過料に処することができます。

また、**都道府県知事**は、一類感染症のまん延を防止するため必要があると認めるときは、当該感染症の患者ですでに入院しているものに対し、**10日以内**の期間を定めて特定感染症指定医療機関もしくは第一種感染症指定医療機関に入院し、またはその保護者に対し当該入院にかかわる患者を入院させるべきことを勧告することができます。都道府県知事は、勧告を受けた者が当該勧告に従わないときは、10日以内の期間を定めて、当該勧告にかかわる患者を特定感染症指定医療機関または第一種感染症指定医療機関に入院させることができます。

10 消毒、建物等への立入り制限などの措置

ここでは、感染症の拡大を防ぐために、都道府県知事が汚染された場所や建物に対して採りうる措置について説明します。主体はすべて、都道府県知事になります。都道府県が市町村に指示する場合もあります。

(1)汚染場所の消毒

都道府県知事は、一類感染症、二類感染症、三類感染症、四類感染症、新型インフルエンザ等感染症の発生を予防し、そのまん延を防止するため必要があると認めるときは、厚生労働省令で定めるところにより、当該感染症の患者がいる場所・いた場所、当該感染症により死亡した者の死体がある場所・あった場所など、当該感染症の病原体に汚染された場所・汚染された疑いがある場所について、当該患者、その保護者、その場所の管理をする者、その代理をする者に対して、消毒すべきことを命ずることができます。

また、その命令によっては発生、まん延の防止が困難であるときには、市町村に消毒するよう指示することができます。

(2)建物等への立入り制限、交通制限

都道府県知事は、一類感染症の病原体に汚染されるか汚染された疑いがある建物について、当該感染症のまん延を防止するため必要があると認める場合、そして、消毒が難しい場合は、厚生労働省令で定めるところにより、期間を定めて、当該建物への立入りを制限し、禁止することができます。

また、**都道府県知事**は、一類感染症のまん延を防止するため緊急の必要が

あると認める場合、そして、消毒が難しい場合は、政令で定める基準に従い、**72時間以内**の期間を定めて、当該感染症の患者がいる場所など、当該感染症の病原体に汚染されたり汚染された疑いがある場所の交通を制限し、遮断することができます。

11 新型インフルエンザ等対策特別措置法

新型インフルエンザ等対策特別措置法は、2009年(平成21年)から2010年(平成22年)3月ころまで世界的に流行したH1N1亜型インフルエンザウイルス(豚インフルエンザともよばれた)への対応が当時大変混乱したことから、その教訓を踏まえて、新型インフルエンザの対策の実効性を確保するための法的根拠を明確にする目的で2012年4月27日に成立しました。

2020年(令和2年)3月に、新型コロナウイルス感染症がまん延したことに伴って、「新型インフルエンザ等対策特別措置法の一部を改正する法律」が成立しました。ニュース等で新型コロナウイルス対策特別措置法とよばれているのがこれです。

一部改正法は、新型インフルエンザ等対策特別措置法の附則*に下に説明する事項を定める特例規定を加えるものとなっています。今回の改正では、その附則に、今回蔓延している「新型コロナウイルス」を新型インフルエンザ等対策特別措置法における「新型インフルエンザ等」とみなすという文言が付加されました。そうすることによって、新型コロナウイルスに対しても、新型インフルエンザ等対策特別措置法が適用されることになりました。

また、さらに2021年(令和3年)2月には、さらなる改正が行われ「まん延防止等重点措置」等が新たに規定されることとなりました。

*法律の規定は「本則」と「附則」から構成されています。本則には、法令の本体的部分となる実質的な定めが置かれるのに対して、附則には、本則に定められた事項に付随して必要となる事項が定められることとなっています。

(1)緊急事態宣言

新型インフルエンザ等(国民の生命及び健康に著しく重大な被害を与えるおそれがあるものとして政令で定める要件に該当するものに限る。)が国内で発生し、その全国的かつ急速なまん延により国民生活及び国民経済に甚大な影響を及ぼし、又はそのおそれがあるものとして政令で定める要件に該当する事態(以下「新型インフルエンザ等緊急事態」という。)が発生したと認めるときは、新型インフルエンザ等緊急事態が発生した旨を、(1)緊急事態の概要を示し、(2)緊急事態として実施すべき緊急措置および期間(2年までで、延長は1年)、(2)実施すべき区域を限定して公示したうえで国会に報告してなされる宣言が新型インフルエンザ等緊急事態宣言です。これにより、各都道府県知事は、住民に対し、不要不急の外出の自粛、学校や事業者に対する施設の使用制限・停止等の要請、医療等の提供体制の確保に関する措置、国民生活および国民経済の安定のための措置等を行うことができます。

(2)まん延防止措置

新型インフルエンザ等が「全国的かつ急速なまん延により国民生活及び国民経済に甚大な影響を及ぼ」す状態、あるいは「そのおそれ」があるとして緊急事態宣言を発出せざるを得ない状況に陥るのを防ぐため、緊急事態宣言の前段階において「まん延防止等重点措置」として、政府対策本部長（首相）が期間及び区域等を定めて公示し、当該期間・区域内において、都道府県知事の判断により、営業時間の変更その他必要な措置として政令で定める措置を実施できることができます。これにより都道府県知事は、事業者に対して営業時間の変更を要請しまた命令することができます。

Memo

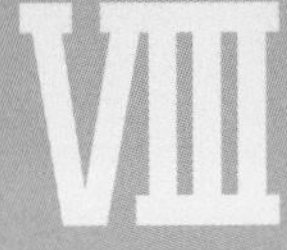

Ⅷ 予防接種法

予防接種とは、人の免疫のしくみを利用し、感染症の予防に有効であると確認されたワクチンを接種することによって、病気に対する抵抗力(免疫)を高める方法です。

予防接種は感染症を予防し、また、そのまん延を防ぐことにより、国民の生命と健康を守る重要な対策の一つです。そして予防接種は、個人の感染予防・重症化の防止という目的だけでなく、多くの人が接種を受けることにより、感染症のまん延を防止するという社会的な意義ももっています。

予防接種法は、そのような観点から、予防接種の実施の義務付けなどについて規定している法律です。

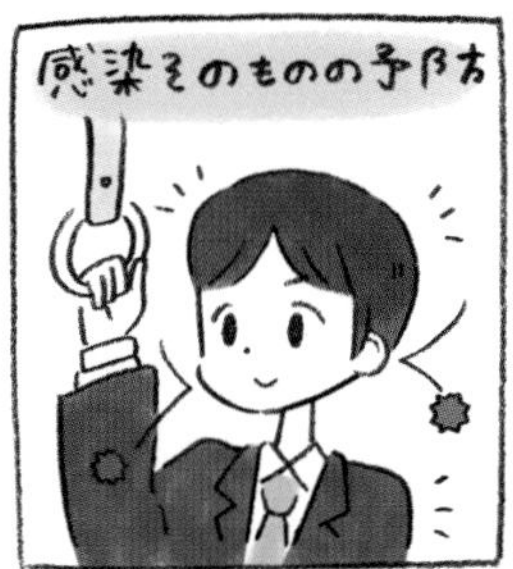

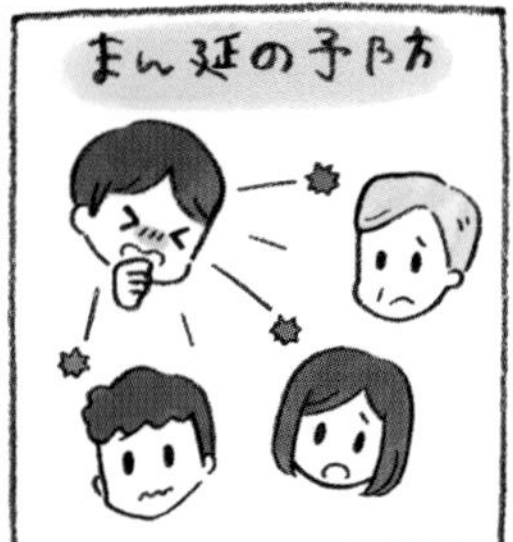

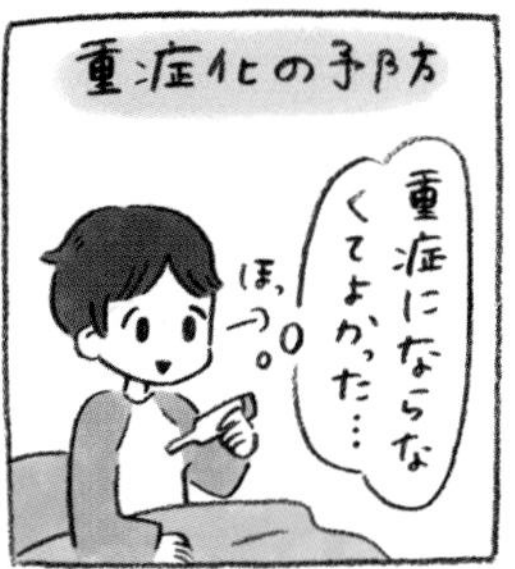

1 目的

予防接種法の目的は、下記のように示されています。

> 第一条　この法律は、伝染のおそれがある疾病の発生及びまん延を予防するために公衆衛生の見地から予防接種の実施その他必要な措置を講ずることにより、国民の健康の保持に寄与するとともに、予防接種による健康被害の迅速な救済を図ることを目的とする。

2 予防接種

予防接種法では、予防接種とは、「疾病に対して免疫の効果を得させるため、疾病の予防に有効であることが確認されているワクチンを、人体に注射し、又は接種すること」を意味します。

そして予防接種は、予防接種法に基づく(法律に基づく)予防接種と、任意の予防接種に分類することができます。法律に基づく予防接種は、義務付けられたものですので、基本的には公費によって行われます(一部自己負担もあります)。任意の予防接種は、任意に希望した者について行われるものですので、費用は自己負担となります。

法律に基づく予防接種は、さらに**定期の予防接種**と**臨時の予防接種**に分類されます。

(1)定期の予防接種

市町村長は、後述(3 予防接種の対象となる疾病)のA類疾病およびB類疾病のうち政令で定めるものについて、当該市町村の区域内に居住する者であって政令で定めるものに対し、保健所長の指示を受けて期日や期間を指定して、予防接種を行わなければなりません。実施機関、対象者などは後述の表を参照してください。

都道府県知事は、疾病の発生状況などを勘案して、当該都道府県の区域のうち当該疾病に関する予防接種を行う必要がないと認められる区域を指定することができます。この指定が行われると、市町村長は、その指定地域において予防接種を行う必要がなくなります。現在は、予防接種法施行令により**日本脳炎**がこれに該当します。

(2)臨時の予防接種

都道府県知事は、後述(3 予防接種の対象となる疾病)のA類疾病およびB類疾病のうち厚生労働大臣が定めるもののまん延予防上緊急の必要があると認めるときは、その対象者や期日・期間を指定して、臨時に予防接種を行ったり市町村長に行うよう指示することができます。

厚生労働大臣は、疾病のまん延予防上緊急の必要があると認めるときは、政令の定めるところにより、同項の予防接種を都道府県知事に行うよう指示することができます。

3 予防接種の対象となる疾病

予防接種が実施される疾病は、A類疾病とB類疾病と新型コロナウイルス感染症に分かれています。

（1）A類疾病

ジフテリア、百日せき、急性灰白髄炎、麻しん、風しん、日本脳炎、破傷風、結核、Hib感染症、肺炎球菌感染症（小児がかかるものに限る）、ヒトパピローマウイルス感染症のほか、予防接種法施行令で定める痘そう、水痘、B型肝炎が該当します。

（2）B類疾病

インフルエンザのほか、個人の発病や重症化を防止し、まん延の予防のためとくに予防接種を行う必要があると認められる疾病として予防接種法施行令で定める肺炎球菌感染症（高齢者がかかるものに限る）が該当します。

表　予防接種の対象となる疾病（予防接種法施行例）

疾病	予防接種の対象者
ジフテリア	①生後3か月から生後90か月に至るまでの間にある者 ②11歳以上13歳未満の者
百日せき	生後3か月から生後90か月に至るまでの間にある者
急性灰白髄炎	生後3か月から生後90か月に至るまでの間にある者
麻しん	①生後12か月から生後24か月に至るまでの間にある者 ②5歳以上7歳未満の者であって、小学校就学の始期に達する日の1年前の日から当該始期に達する日の前日までの間にあるもの
風しん	①生後12か月から生後24か月に至るまでの間にある者 ②5歳以上7歳未満の者であって、小学校就学の始期に達する日の1年前の日から当該始期に達する日の前日までの間にあるもの
日本脳炎	①生後6か月から生後90か月に至るまでの間にある者 ②9歳以上13歳未満の者
破傷風	①生後3か月から生後90か月に至るまでの間にある者 ②11歳以上13歳未満の者
結核	1歳に至るまでの間にある者
Hib感染症	生後2か月から生後60か月に至るまでの間にある者
肺炎球菌感染症（小児がかかるものに限る）	生後2か月から生後60か月に至るまでの間にある者
ヒトパピローマウイルス感染症	12歳となる日の属する年度の初日から16歳となる日の属する年度の末日までの間にある女子 ※2022年3月から積極的推奨を再開した
水痘	生後12か月から生後36か月に至るまでの間にある者
B型肝炎	1歳に至るまでの間にある者
インフルエンザ	①65歳以上の者 ②60歳以上65歳未満の者であって、心臓、腎臓もしくは呼吸器の機能の障害またはヒト免疫不全ウイルスによる免疫の機能の障害を有するものとして厚生労働省令で定めるもの
肺炎球菌感染症（高齢者がかかるものに限る）	①65歳の者 ②60歳以上65歳未満の者であって、心臓、腎臓もしくは呼吸器の機能の障害またはヒト免疫不全ウイルスによる免疫の機能の障害を有するものとして厚生労働省令で定めるもの

注）このほかに臨時のものとして新型コロナウイルス感染症ワクチンがある。

4 予防接種を行ってはならない場合

市町村長や都道府県知事は、予防接種を行うに当たって、予防接種を受けようとする者について、厚生労働省令で定める方法により健康状態を調べ、予防接種を受けることが適当でない者として厚生労働省令で定めるものに該当すると認めるときは、その者に対して予防接種を行ってはならないとされています。

5 予防接種の対象者、保護者の義務

予防接種の対象者は、定期の予防接種でＡ類疾病にかかわるもの、あるいは、臨時の予防接種を、受けるように努めなければなりません。これは強制ではなく努力義務です。

そして、対象者が**16歳未満の者**か**成年被後見人**であるときは、その保護者が、その者に定期の予防接種でＡ類疾病にかかわるもの、あるいは、臨時の予防接種を、受けさせるため必要な措置を講じるよう努めなければなりません。

IN CONCLUSION

- ●公衆衛生とは、地域社会の人々の健康の保持・増進をはかり、疾病を予防するために、さまざまな保健機関によって行われる衛生活動を指す。
- ●公衆衛生の対象は、かつては伝染病の撲滅、結核の予防・追放、乳幼児死亡率の低下などがメインだったが、現在では感染症予防、母子保健、生活習慣病対策、精神衛生などに移行するとともに、より広範な対象となっている。

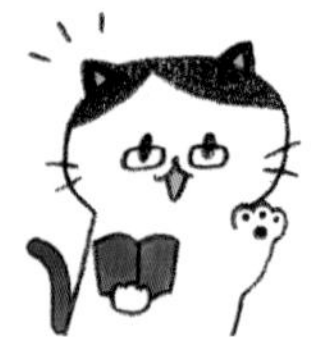

公衆衛生に関する法律をみていると、最初に制定されたあとに名前が変わって現在の法律名になっているのがけっこう目につきます。
昔からある法律が、時代の流れに合わせてさまざまな改正が加えられてきた、ということなのかもしれませんね。
今も昔も人間は、公衆衛生（人々の健康）について考え続けてきたんだニャー。

第5章
薬務に関する法律

薬剤は、一般的に病気の治療や予防に用いられるものですが、その用法などを間違えると人体に害を及ぼす危険なものでもあります。そのため、医薬品の製造や販売の規制を行うことでその品質や安全性を確保する必要があります。

本章では、かつて薬事法とよばれていた「医薬品、医療機器等の品質、有効性及び安全性の確保等に関する法律(医薬品医療機器等法)」と、薬物４法といわれる「麻薬及び向精神薬取締法」、「大麻取締法」、「あへん法」、「覚せい剤取締法」について解説をしていきます。

Ⅰ 医薬品、医療機器等の品質、有効性及び安全性の確保等に関する法律（医薬品医療機器等法）

医薬品、医療機器等の品質、有効性及び安全性の確保等に関する法律は、もともと**薬事法**とよばれていました。

日本最初の薬事法というべきものは、1877（明治10）年の太政官布告「売薬規則」です。これが 1914（大正3）年に「売薬法」となり、1943（昭和18）年の改正で「薬事法（旧々薬事法）」と名称が改まり、薬剤師法、薬品営業並薬品取扱規則、売薬法を統合します。そして1948（昭和23）年、これに医薬部外品取締法、有害避妊用具取締規則などを統合し、もろもろの取締規定を整理した形の「薬事法（旧薬事法）」が制定されました。

さらに 1960（昭和35）年、薬剤師法を分離制定し、医薬部外品制度の規定、地方薬事審議会の新設などの改正を加えた、現行法の前身となる「薬事法」が制定されたのです。

そして、2014（平成26）年に薬事法の大改正が行われて、法律の名前も現在のものになりました。

1 目的

医薬品医療機器等法の目的は、下記のように示されています。

> 第一条　この法律は、医薬品、医薬部外品、化粧品、医療機器及び再生医療等製品（以下「医薬品等」という。）の品質、有効性及び安全性の確保並びにこれらの使用による保健衛生上の危害の発生及び拡大の防止のために必要な規制を行うとともに、指定薬物の規制に関する措置を講ずるほか、医療上特にその必要性が高い医薬品、医療機器及び再生医療等製品の研究開発の促進のために必要な措置を講ずることにより、保健衛生の向上を図ることを目的とする。

2 医薬品、医療機器等の定義

たとえば、テレビで製薬会社のCMなどを見ていると、「これは医薬品です」「これは医薬部外品です」などと言っているのを耳にします。こういった単語は、実は法律で定められている言葉なのです。

医薬品医療機器等法２条は、医薬品、医薬部外品、化粧品、医療機器などの定義をしています。下記の表を参照してください。

表　医薬品、医薬部外品、化粧品、医療機器などの定義

医薬品	①日本薬局方に収められている物 ②人または動物の疾病の診断、治療または予防に使用されることが目的とされている物であって、機械器具等でないもの ③人または動物の身体の構造または機能に影響を及ぼすことが目的とされている物であって、機械器具等でないもの ※日本薬局方は、医薬品医療機器等法41条により、医薬品の性状および品質の適正を図るため、厚生労働大臣が薬事・食品衛生審議会の意見を聴いて定めた医薬品の規格基準書(p.119)
医薬部外品	人体に対する作用が緩和なもので、機械器具等でないもの ①吐気その他の不快感または口臭もしくは体臭の防止、②あせも、ただれなどの防止、③脱毛の防止、育毛または除毛、④人または動物の保健のためにする、ねずみ、はえ、蚊、のみなどに類する生物の防除を目的とするもの
化粧品	人の身体を清潔にし、美化し、魅力を増し、容貌を変え、または皮膚もしくは毛髪を健やかに保つために、身体に塗擦、散布するなどの方法で使用されることが目的とされている物で、人体に対する作用が緩和なもの
医療機器	人もしくは動物の疾病の診断、治療もしくは予防に使用されること、または人もしくは動物の身体の構造もしくは機能に影響を及ぼすことが目的とされている機械器具等
高度管理医療機器	医療機器で、副作用または機能の障害が生じた場合において人の生命および健康に重大な影響を与えるおそれがあることからその適切な管理が必要なものとして、厚生労働大臣が薬事・食品衛生審議会の意見を聴いて指定するもの
管理医療機器	高度管理医療機器以外の医療機器で、副作用または機能の障害が生じた場合において人の生命および健康に影響を与えるおそれがあることからその適切な管理が必要なものとして、厚生労働大臣が薬事・食品衛生審議会の意見を聴いて指定するもの
一般医療機器	高度管理医療機器および管理医療機器以外の医療機器で、副作用または機能の障害が生じた場合においても、人の生命および健康に影響を与えるおそれがほとんどないものとして、厚生労働大臣が薬事・食品衛生審議会の意見を聴いて指定するもの
特定保守管理医療機器	医療機器のうち、保守点検、修理といった、管理に専門的な知識および技能を必要とすることからその適正な管理が行われなければ疾病の診断、治療または予防に重大な影響を与えるおそれがあるものとして、厚生労働大臣が薬事・食品衛生審議会の意見を聴いて指定するもの
再生医療等製品	①人または動物の身体の構造または機能の再建、修復または形成に使用されることが目的か、あるいは、人または動物の疾病の治療または予防に使用されることが目的とされている物のうち、人または動物の細胞に培養などの加工を施したもの ②人または動物の疾病の治療に使用されることが目的とされている物のうち、人または動物の細胞に導入され、これらの体内で発現する遺伝子を含有させたもの
生物由来製品	人その他の生物(植物を除く)に由来するものを原料または材料として製造される医薬品、医薬部外品、化粧品、医療機器のうち、保健衛生上特別の注意を要するものとして、厚生労働大臣が薬事・食品衛生審議会の意見を聴いて指定するもの
特定生物由来製品	生物由来製品のうち、販売し、貸与し、または授与した後において当該生物由来製品による保健衛生上の危害の発生または拡大を防止するための措置を講ずることが必要なものであって、厚生労働大臣が薬事・食品衛生審議会の意見を聴いて指定するもの
薬局	薬剤師が販売または授与の目的で調剤の業務を行う場所

（続き）

製造販売	その製造をし、または輸入をした医薬品、医薬部外品、化粧品、医療機器もしくは再生医療等製品を、それぞれ販売し、貸与し、もしくは授与し、または医療機器プログラムを電気通信回線を通じて提供すること
体外診断用医薬品	もっぱら疾病の診断に使用されることが目的とされている医薬品のうち、人または動物の身体に直接使用されることのないもの
指定薬物	中枢神経系の興奮もしくは抑制または幻覚の作用を有する蓋然性が高く、かつ、人の身体に使用された場合に保健衛生上の危害が発生するおそれがある物（大麻、覚せい剤、麻薬、および向精神薬、あへん、およびけしがらを除く）として、厚生労働大臣が薬事・食品衛生審議会の意見を聴いて指定するもの **※危険ドラッグ等が該当します**
希少疾病用医薬品、希少疾病用医療機器、希少疾病用再生医療等製品	①その用途に係る対象者の数がわが国において厚生労働省令で定める人数に達しないこと、②申請に係る医薬品、医療機器または再生医療等製品につき、製造販売の承認が与えられるとしたならば、その用途に関し、とくに優れた使用価値を有することとなる物であること 以上のいずれにも該当する医薬品、医療機器または再生医療等製品で厚生労働大臣が指定したもの
治験	製造販売の承認を得る目的で提出すべき資料のうち臨床試験の試験成績に関する資料の収集を目的とする試験の実施をいう

3 薬局

薬局は、**薬剤師**が販売または授与の目的で調剤の業務を行う場所です。

最近は、一般的に医薬品を販売する場所を「ドラッグストア」とよぶことがありますが、薬局は調剤が行われる場所であるのに対して、ドラッグストアは調剤ができるかどうかは関係ありません（薬局は法的な定義ですが、ドラッグストアはそうではありません）。

薬局を開設するためには、その所在地の都道府県知事（その所在地が保健所を設置する市または特別区の区域にある場合においては、市長または区長）の許可が必要です。許可を得ていない場合は、薬局と名乗ることはできません（病院、診療所の調剤所は可能）。また、許可は**6年ごと**の更新が必要です。

（1）薬局で販売される医薬品

薬局で販売される医薬品には、**薬局医薬品、要指導医薬品、一般用医薬品**があります。このなかで処方箋（p.42）が必要なのが薬局医薬品です。他方、処方箋なしに買うことができるのが要指導医薬品と一般用医薬品です。

要指導医薬品は販売・購入の際に処方箋は不要ですが、薬剤師から対面の情報提供、薬学に基づく指導などが義務付けられ、インターネットの販売ができない医薬品です。

一般用医薬品とは、医師の処方箋なしで購入できる医薬品のことで、薬局にいる薬剤師、もしくは登録販売者から購入することができます。

一般用医薬品は、第１類～第３類に分類されます。

第１類医薬品は、日常生活に支障が出るほどの副作用が生じる恐れのある医薬品のなかでも、とくに注意が必要なもので、販売時に必ず、消費者に対して薬の情報提供をするという条件のもと、薬剤師のみ販売が可能となります。ただし、登録販売者および一般従事者による販売も、薬剤師が管理・指導するという条件のもとで可能です。

第2類医薬品は、第1類医薬品を除いた、日常生活に支障が出るほどの健康被害を及ぼす副作用が生じる恐れのある医薬品で、薬剤師もしくは登録販売者が常駐している店舗でのみ販売が可能となります。商品の情報提供については、購入者から情報提供を拒否された場合を除き、極力薬品の情報を伝えなければいけないという努力義務があります。

第3類医薬品は、第1類・第2類医薬品以外の一般用医薬品であり、薬剤師もしくは登録販売者からの購入が可能です。また、薬剤師や登録販売者の管理・指導のもとであれば一般従事者からの購入も可能です。情報提供に関する法的制限もありません。

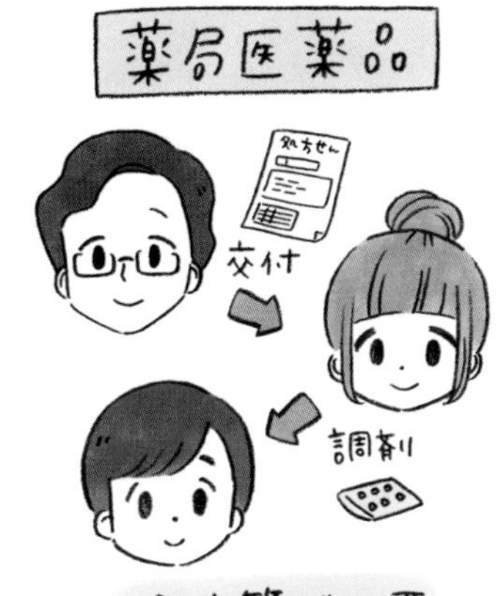

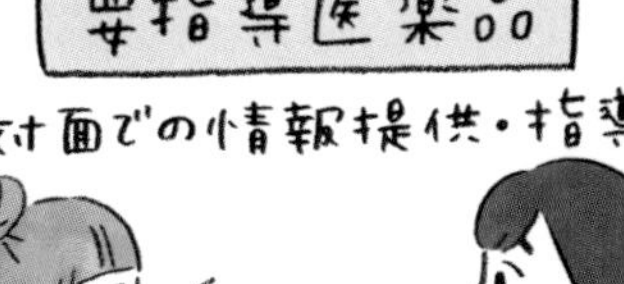

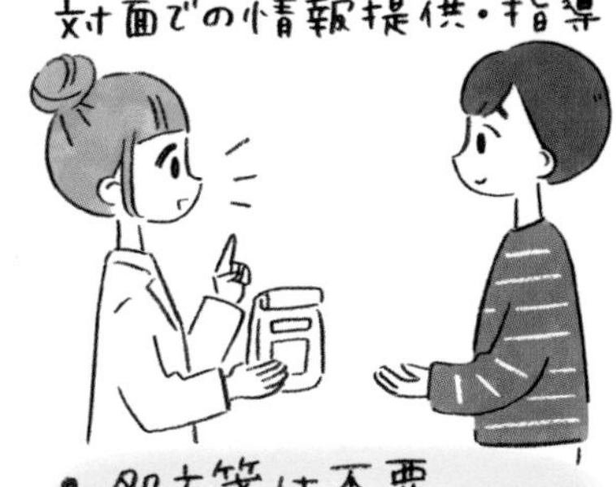

（2）薬局の管理

薬局開設者が薬剤師であるときは、自らその薬局を実地に管理しなければなりません。ただし、その薬局において薬事に関する実務に従事する他の薬剤師のうちから薬局の管理者を指定して、その薬局を実地（現場で）に管理させることもできます。

4 医薬品等の製造販売および製造業

医薬品のパッケージの裏側をみると、よく、「販売元〇〇株式会社」、「製造販売元△△株式会社」などと書いてあります。「製造販売と販売、製造は違うの？」 と思ってしまいますが、この製造販売業というのは医薬品医療機器等法での独特の用語です。

製造販売業とは「その製品についての、全責任を負う業者」のことです。2005（平成17）年に改正される前の薬事法では、製品についての責任は製造業者が取ることとされていましたが、製品に関係する製造業者は1社とは限らないため、どの業者が責任をとるのかが曖昧でした。

そこで、改正薬事法により製造業とは別に「製造販売業」というものが新たに創設されました。

製造販売業者は、製品について市販後の不具合などの問題を含めて全責任を負いますので、他の業者に製造を委託している場合や、海外から製品を輸入して販売する場合でも、常に品質を確保する責任があります。

他方で、製造業とは「製造行為のみを行う」業者のことです。

(1)製造販売業の許可

医薬品、医薬部外品、化粧品の製造販売業を行うには、第一種医薬品製造販売業許可、第二種医薬品製造販売業許可、医薬部外品製造販売業許可、化粧品製造販売業許可といった各種の許可を、**厚生労働大臣**から受けなければなりません(許可についてはp.19参照)。製造業については、製造所ごとに**厚生労働大臣**の許可が必要になります。

申請にかかわる医薬品、医薬部外品または化粧品の品質管理の方法や、製造販売後安全管理(品質、有効性および安全性に関する事項その他適正な使用のために必要な情報の収集、検討およびその結果に基づく必要な措置)の方法が、厚生労働省令で定める基準に適合しないときは、許可が与えられないことがあります。

(2)製造販売の承認

医薬品、医薬部外品、厚生労働大臣の指定する成分を含有する化粧品の製造販売をしようとする者は、品目ごとにその製造販売についての**厚生労働大臣の承認**を受けなければなりません。法令で禁止されている行為を許す「許可」とは異なり、承認とは、一定の行為または事実の存在を、許諾または肯定することをいいます。

その医薬品、医薬部外品または化粧品の、名称、成分、分量、用法、用量、効能、効果、副作用その他の品質、有効性および安全性に関する事項の審査の結果が以下に該当するときには承認が与えられません。

①その医薬品または医薬部外品が、その申請に関する効能または効果を有すると認められないとき
②その医薬品または医薬部外品が、その効能または効果に比して著しく有害な作用を有することにより、医薬品または医薬部外品として使用価値がないと認められるとき
③医薬品、医薬部外品または化粧品として不適当なものとして厚生労働省令で定める場合に該当するとき

承認を受けた新医薬品のうち、希少疾病用医薬品は**6年から10年の間**、その他は**6年以内**で再審査を受けなければなりません。

また、厚生労働大臣が薬事・食品衛生審議会の意見を聴いて指定し、公示した医薬品は、有効性などについて再評価を受けなければなりません。

5 医薬品の販売の許可

薬局開設者または医薬品の販売業の許可を受けた者でなければ、業として、医薬品を販売し、授与し、または販売もしくは授与の目的で貯蔵し、もしくは陳列することはできません。

医薬品販売業の許可は、**都道府県知事**から受けなければならず、6年ごとに更新の手続きをする必要があります。

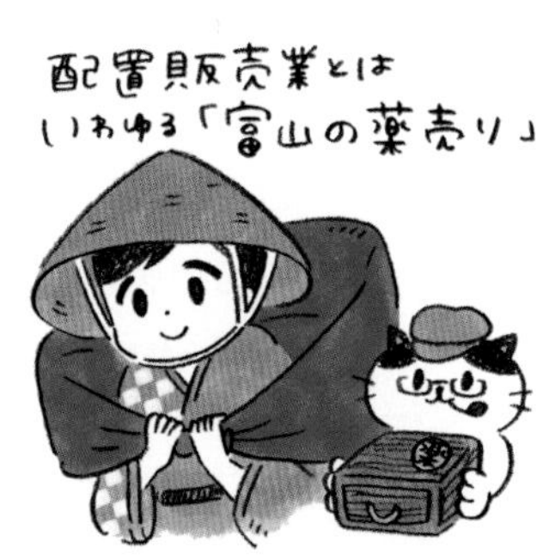

表　医薬品の販売業の種類

店舗販売業	要指導医薬品、一般用医薬品を、店舗において販売し、または授与する業務を行う。許可は都道府県知事か、その店舗の所在地が保健所を設置する市または特別区の区域にある場合においては市長または区長が与える
配置販売業	一般用医薬品を、消費者のもとにあらかじめ配置しておき、消費者が使用した分だけ代金を支払う販売方法を行う。許可は都道府県知事が与える
卸売販売業	医薬品を、薬局開設者、医薬品の製造販売業者、製造業者もしくは販売業者または病院、診療所もしくは飼育動物診療施設の開設者その他厚生労働省令で定める者に対し、販売し、または授与する業務を行う。許可は都道府県知事が与える

6 医薬品等の基準および検定

厚生労働大臣は、医薬品の性状および品質の適正を図るため、薬事・食品衛生審議会の意見を聴いて、**日本薬局方**（にほんやっきょくほう）を定め、これを公示します。

日本薬局方は、厚生労働大臣が薬事・食品衛生審議会の意見を聴いて定めた医薬品の規格基準書です。

日本薬局方の初版は1886（明治19）年に公布され、今日に至るまで医薬品の開発、試験技術の向上に伴って改訂が重ねられ、現在では、第十八改正日本薬局方が公示されています。

厚生労働大臣は、少なくとも**10年ごと**に、日本薬局方の全面にわたって薬事・食品衛生審議会の検討が行われるように、その改定について薬事・食品衛生審議会に諮問しなければなりません。

厚生労働大臣の指定する医薬品、再生医療等製品、医療機器について、厚生労働大臣の指定する者の検定を受け、これに合格したものでなければ、原則として、販売、授与などを行うことはできません。

検定実施機関として、医薬品のうち生物学的製剤または抗菌性物質製剤については国立感染症研究所が、その他の医薬品、再生医療等製品または医療機器については国立医薬品食品衛生研究所が、それぞれ指定されています。

WORDS

諮問

有識者などに対して意見を求めること。一般に、大臣からの諮問を受けて検討された結果は、「答申」などの形でとりまとめられ、公表される

7 医薬品の取り扱い

(1)毒薬および劇薬の取り扱い

毒薬とは、毒性が強いものとして厚生労働大臣が薬事・食品衛生審議会の意見を聴いて指定する医薬品です。毒薬は、その直接の容器または直接の被包に、黒地に白枠、白字で、その品名と「毒」の文字が記載されていなければなりません。

劇薬とは、劇性が強いものとして厚生労働大臣が薬事・食品衛生審議会の意見を聴いて指定する医薬品です。劇薬は、その直接の容器または直接の被包に、白地に赤枠、赤字で、その品名と「劇」の文字が記載されていなければなりません。

図　毒薬と劇薬の表示（例）

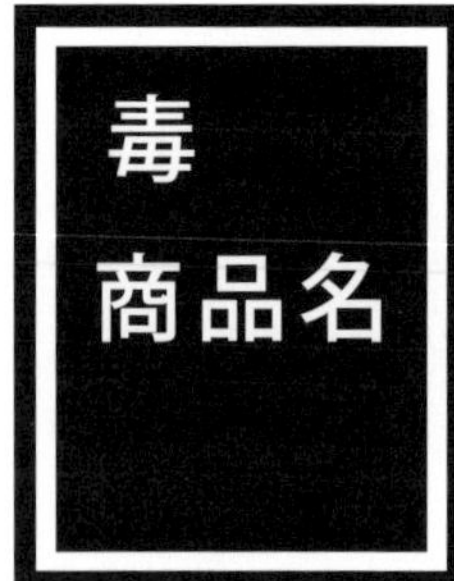

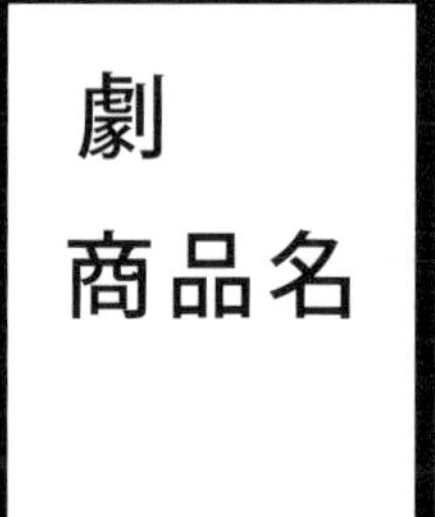

毒薬または劇薬は、**14歳未満の者**や、その他安全な取扱いをすることについて不安があると認められる者には、交付することはできません。

業務上毒薬または劇薬を取り扱う者は、これを他の物と区別して、貯蔵し、または陳列しなければならず、**毒薬**を貯蔵し、または陳列する場所には、鍵を施さなければなりません。劇薬は含まれないことに注意してください。

TIPS

毒物・劇物の取り扱い

農薬、工業薬品などの社会経済上有用な化学物質のうち、毒性(特に腐食性、刺激性など急性毒性)の強い物質は、「毒物及び劇物取締法」で、毒物や劇物に指定されている。毒物・劇物の容器および被包には以下の表示をする。

- 毒物の場合：「医薬用外」の文字および「毒物(赤地に白文字)」
- 劇物の場合：「医薬用外」の文字および「劇物(白地に赤文字)」

毒物・劇物を別の容器に小分けして貯蔵する場合にはその容器にも表示し、貯蔵・陳列場所には「医薬用外」の文字および「毒物」または「劇物」の文字を表示する

(2)処方箋医薬品

薬局開設者または医薬品の販売業者は、医師、歯科医師、獣医師から**処方箋**の交付を受けた者以外の者に対して、正当な理由なく、厚生労働大臣の指定する医薬品を販売し、または授与することはできません(処方箋についてはp.42参照)。

8 販売、製造等の禁止

下記のような医薬品は、その販売、授与または販売もしくは授与の目的の製造、輸入、貯蔵、陳列が禁止されています。

①日本薬局方に収められている医薬品で、その性状または品質が日本薬局方で定める基準に適合しないもの
②承認を受けた医薬品、厚生労働大臣が基準を定めて指定した医薬品であって、その成分もしくは分量または性状、品質もしくは性能がその承認の内容と異なるもの
③その全部または一部が不潔な物質または変質もしくは変敗した物質から成っている医薬品
④異物が混入し、または付着している医薬品や、病原微生物その他疾病の原因となるものにより汚染され、または汚染されているおそれがある医薬品など

9 監督

(1)立入検査

厚生労働大臣、都道府県知事、保健所を設置する市の市長または特別区の区長は、薬局、病院・診療所の開設者、医薬品、医薬部外品、化粧品、医療機器もしくは再生医療等製品の製造販売業者、製造業者もしくは販売業者、医療機器の貸与業者もしくは修理業者等に対して、医薬品医療機器等法に基づく命令を遵守しているかどうかを確かめるために必要があると認めるときは、報告を命じ、立入検査、その構造設備もしくは帳簿書類その他の物件の検査を行い、従業員その他の関係者に質問をすることができます。

(2)緊急命令

厚生労働大臣は、医薬品、医薬部外品、化粧品、医療機器または再生医療等製品による保健衛生上の危害の発生または拡大を防止するため必要があると認めるときは、医薬品、医薬部外品、化粧品、医療機器もしくは再生医療等製品の製造販売業者、製造業者もしくは販売業者、医療機器の貸与業者もしくは修理業者、薬局開設者等に対して、医薬品、医薬部外品、化粧品、医療機器もしくは再生医療等製品の販売もしくは授与、医療機器の貸与もしくは修理または医療機器プログラムの電気通信回線を通じた提供を一時停止すること、その他保健衛生上の危害の発生または拡大を防止するための応急の措置を採るべきことを命ずることができます。

(3)検査命令

厚生労働大臣または都道府県知事は、必要があると認めるときは、医薬品、医薬部外品、化粧品、医療機器もしくは再生医療等製品の製造販売業者または医療機器の修理業者に対して、その製造販売または修理をする医薬品、医薬部外品、化粧品、医療機器または再生医療等製品について、厚生労働大臣ま

たは都道府県知事の指定する者の検査を受けるべきことを命ずることができます。

(4)承認の取消し

厚生労働大臣は、一度承認を与えた医薬品、医薬部外品、化粧品、医療機器または再生医療等製品が、効能、使用価値がなくなるなど一定の事由に該当するときや、保健衛生上必要があるときには、薬事・食品衛生審議会の意見を聴いて、その承認を取り消さなければなりません。

(5)許可の取消し

厚生労働大臣または都道府県知事は、医薬品、医薬部外品、化粧品、医療機器もしくは再生医療等製品の製造販売業者、医薬品、医薬部外品、化粧品もしくは再生医療等製品の製造業者または医療機器の修理業者、薬局の開設者について、法令に違反する行為があったとき、その許可を取り消し、または期間を定めてその業務の全部もしくは一部の停止を命ずることができます。

Memo

II 麻薬及び向精神薬取締法

麻薬は、微量で著しい鎮痛・麻酔作用があるために医療に用いられますが、一方で習慣性および耽溺性があることから、非常に危険な薬物として、国内のみならず、国際的に取り締まりの対象となっています。

麻薬及び向精神薬取締法は、1953（昭和28）年に麻薬取締法として制定され、1990（平成2）年の改正で現在の名称となっています。

WORDS

耽溺性
薬物の連用によってその薬物に対する欲求が強くなり、投与を中止すれば身体的・精神的な混乱が生じること

1 目的

麻薬及び向精神薬取締法の目的は、下記のように示されています。

> 第一条　この法律は、麻薬及び向精神薬の輸入、輸出、製造、製剤、譲渡し等について必要な取締りを行うとともに、麻薬中毒者について必要な医療を行う等の措置を講ずること等により、麻薬及び向精神薬の濫用による保健衛生上の危害を防止し、もつて公共の福祉の増進を図ることを目的とする。

2 定義

麻薬及び向精神薬取締法２条は、麻薬に関するさまざまな用語を定義しています。以下、定義のうち主なものを表にまとめます。

表　麻薬に関する用語

用語	定義
麻薬	モルヒネ、コデイン、コカ葉、コカインなど、この法律にあげられるもの
家庭麻薬	1000分中10分以下のコデイン、ジヒドロコデインまたはこれらの塩類を含有し、これら以外の麻薬を含有しないもの
麻薬取扱者	麻薬輸入業者、麻薬輸出業者、麻薬製造業者、麻薬製剤業者、家庭麻薬製造業者、麻薬元卸売業者、麻薬卸売業者、麻薬小売業者、麻薬施用者、麻薬管理者、麻薬研究者
麻薬営業者	麻薬施用者、麻薬管理者、麻薬研究者以外の麻薬取扱者

（続き）

麻薬製造業者	厚生労働大臣の免許を受けて、麻薬を製造することを業とする者
麻薬製剤業者	厚生労働大臣の免許を受けて、麻薬を製剤すること、または麻薬を小分けすることを業とする者
麻薬施用者	都道府県知事の免許を受けて、疾病の治療の目的で、業務上麻薬を施用し、もしくは施用のため交付し、または麻薬を記載した処方せんを交付する者。医師、歯科医師、獣医師があげられる。都道府県知事が免許を与える ※「使用」ではなく「施用」なので注意
麻薬管理者	都道府県知事の免許を受けて、麻薬診療施設で施用され、または施用のため交付される麻薬を業務上管理する者。医師、歯科医師、獣医師、薬剤師があげられる。都道府県知事が免許を与える
麻薬研究者	都道府県知事の免許を受けて、学術研究のため、麻薬原料植物を栽培し、麻薬を製造し、または麻薬、あへんもしくはけしがらを使用する者。都道府県知事が免許を与える
麻薬業務所	麻薬取扱者が業務上または研究上、麻薬を取り扱う店舗、製造所、製剤所、薬局、病院、診療所、飼育動物診療施設、研究施設
麻薬中毒	麻薬、大麻またはあへんの慢性中毒のこと
向精神薬	ジアゼパム、バルビタール、ニトラゼパム、ペンタゾシンなど、この法律で定められているもの
向精神薬取扱者	向精神薬輸入業者、向精神薬輸出業者、向精神薬製造製剤業者、向精神薬使用業者、向精神薬卸売業者、向精神薬小売業者、病院等の開設者、向精神薬試験研究施設設置者
向精神薬営業者	病院の開設者、向精神薬試験研究施設設置者以外の向精神薬取扱者

3 免許

麻薬を取り扱うためには、免許が必要となります。以下が免許を与える主体です。

都道府県知事
→麻薬施用者、麻薬管理者、麻薬研究者、麻薬卸売業者、麻薬小売業者
厚生労働大臣（麻薬業務所ごとに）
→麻薬輸入業者、麻薬輸出業者、麻薬製造業者、麻薬製剤業者

病院等の開設者以外が向精神薬を扱う場合には、都道府県知事、厚生労働大臣の免許が必要となります。以下が免許を与える主体です。

都道府県知事
→向精神薬卸売業者、向精神薬小売業者
厚生労働大臣（向精神薬営業所ごと）
→向精神薬輸入業者、向精神薬輸出業者、向精神薬製造製剤業者、向精神薬使用業者

4 麻薬の取扱い上の規制

麻薬の取扱い上の規制は、12条～49条に規定されており、多岐にわたりますが、以下では重要な点のみをまとめています。

①麻薬研究施設の設置者が厚生労働大臣の許可を受けて、譲り渡し、譲り受け、または廃棄する場合および麻薬研究者が厚生労働大臣の許可を受けて、研究のため、製造し、製剤し、小分けし、施用し、または所持する場合を除き、ジアセチルモルヒネ、その塩類(ヘロイン)は、何人も、輸入し、輸出し、製造し、製剤し、小分けし、譲り渡し、譲り受け、交付し、施用し、所持し、または廃棄することは禁止されています。

②麻薬施用者でなければ、麻薬を施用し、もしくは施用のため交付し、または麻薬を記載した処方箋を交付することはできません。また、麻薬施用者は、疾病の治療以外の目的で、麻薬を施用し、施用のために交付し、または麻薬を記載した処方箋を交付することはできません。

③麻薬取扱者は、その所有し、または管理する麻薬につき、滅失、盗取、所在不明その他の事故が生じたときは、すみやかにその麻薬の品名および数量その他事故の状況を明らかにするため必要な事項を、麻薬輸入業者、麻薬輸出業者、麻薬製造業者、麻薬製剤業者、家庭麻薬製造業者または麻薬元卸売業者にあっては厚生労働大臣に、麻薬卸売業者、麻薬小売業者、麻薬施用者、麻薬管理者または麻薬研究者にあっては都道府県知事に届出なければなりません。

④麻薬取扱者は、その所有し、または管理する麻薬を、その麻薬業務所内で保管しなければなりません。また、その保管は、麻薬以外の医薬品と区別し、かぎをかけた堅固な設備内に貯蔵して行わなければなりません。

⑤麻薬施用者は、麻薬を施用し、または施用のため交付したときは、診療簿に、患者の氏名および住所(患畜は、その種類とその所有者または管理者の氏名または名称および住所)、病名、主要症状、施用し、または施用のため交付した麻薬の品名および数量並びに施用または交付の年月日を記載しなければなりません。

5 麻薬取締官および麻薬取締員

麻薬取締や薬物の不正ルートの解明などの薬物犯罪の捜査を行うため、厚生労働省に**麻薬取締官**をおきます。麻薬取締官は、厚生労働省の職員のうちから、厚生労働大臣が命じます。

また、都道府県知事は、都道府県の職員のうちから、**麻薬取締員**を命じます。

両者とも通称「麻薬Gメン」ともよばれており、テレビでみたことがある方も多いと思います。

6 麻薬中毒者に対する措置等

医師は、診察の結果、受診者が麻薬中毒者であると診断したときは、すみやかに、その者の氏名、住所、年齢、性別その他厚生労働省令で定める事項をその者の居住地の都道府県知事に届け出なければなりません。

都道府県知事は、麻薬中毒者またはその疑いのある者について必要があると認めるときは、その指定する精神保健指定医に、その者を診察させることができます。

その結果、都道府県知事は、受診者が麻薬中毒者であり、かつ、その者の症状、性行および環境に照らしてその者を入院させなければ、麻薬中毒のために麻薬、大麻またはあへんの施用を繰り返すおそれが著しいと認めたときは、その者を麻薬中毒者医療施設に入院させて必要な医療を行うことができます。

Memo

Ⅲ 大麻取締法

大麻取締法は、麻薬の原料植物である大麻草（カンナビス・サティバ・エル）とその製品の取り締まりを目的として、1948（昭和23）年に制定されました。

都道府県知事の許可を受けた大麻取扱者（大麻栽培者や大麻研究者）以外による所持、栽培、譲受、譲渡、使用、輸出入、研究が禁止されています。

Ⅳ あへん法

あへん法は、医療や学術研究のために役立てるあへんの供給の適正を図るため、国があへんの輸入、輸出、収納、売渡を行い、あわせて、けしの栽培並びにあへんやけしがらの譲渡、譲受、所持などについて必要な取り締まりを行うことを目的として、1954（昭和29）年に制定されました。

Ⅴ 覚せい剤取締法

覚せい剤取締法は、覚せい剤（フェニルアミノプロパン、フェニルメチルアミノプロパンおよび各その塩類）の濫用による、保健衛生上の危害を防止するため、覚せい剤や覚せい剤原料の輸入、輸出、所持、製造、譲渡、譲受、使用に関して、必要な取り締まりを行うことを目的として、1951（昭和26）年に制定されました。

IN CONCLUSION

- 「医薬品、医療機器等の品質、有効性及び安全性の確保等に関する法律」は、かつては薬事法とよばれていた。薬にまつわる製造や販売などの、多岐にわたる事柄を定めている。
- 薬局で販売される医薬品には、薬局医薬品、要指導医薬品、一般用医薬品があり、このうち処方箋が必要なのは薬局医薬品である。
- 日本薬局方とは、厚生労働大臣が薬事・食品衛生審議会の意見を聴いて定めた、医薬品の規格基準書である。少なくとも10年ごとに改訂され、現在は第十八改正日本薬局方が公示されている。
- 毒薬を収めた容器には黒地に白枠で白字で「毒」、劇薬を収めた容器には白地に赤枠で赤字で「劇」と、記載されていなければならない。
- 麻薬及び向精神薬取締法、大麻取締法、あへん法、覚せい剤取締法など、その扱いに細心の注意が必要なものには各種法律が定められている。

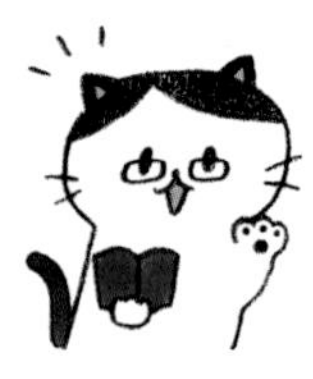

錬金術師といわれたパラケルススは、「ある物質が毒になるか薬になるかは“用いる量”による」と言ったそう。
そういう意味でも、薬について法律でしっかり決める必要があるんだろうニャー。

第6章
社会福祉に関する法

社会福祉という言葉には、いろいろな意味がありますが、ここでは基本的人権の保障の観点から、生活困窮者の生活保障や、心身に障害などがあったり、高齢などにより支援や介助を必要とする人への援助を行う公的サービスであると定義しておきましょう。

本章では、社会福祉に関する法を、主に、生活困窮者のための法、高齢者福祉に関する法、障害者のための法、児童福祉のための法に分けて解説をしていきます。

I 社会福祉法

社会福祉法は、1951（昭和26）年に社会福祉事業法として制定され、2000（平成12）年に現在の名称に改正されました。

1 目的

社会福祉法の目的は、下記のように示されています。

第一条　この法律は、社会福祉を目的とする事業の全分野における共通的基本事項を定め、社会福祉を目的とする他の法律と相まつて、福祉サービスの利用者の利益の保護及び地域における社会福祉（以下「地域福祉」という。）の推進を図るとともに、社会福祉事業の公明かつ適正な実施の確保及び社会福祉を目的とする事業の健全な発達を図り、もつて社会福祉の増進に資することを目的とする。

2 社会福祉事業

社会福祉法において、社会福祉事業は、**第一種社会福祉事業**と**第二種社会福祉事業**に分けられます。

第一種社会福祉事業は、利用者への影響が大きいため、経営安定を通じた利用者の保護の必要性が高い事業（主として入所施設サービス）です。

第二種社会福祉事業は、比較的利用者への影響が小さいため、公的規制の必要性が低い事業（主として在宅サービス）です。

第一種社会福祉事業の経営主体は、行政および社会福祉法人が原則です。施設を設置して第一種社会福祉事業を経営しようとするときは、都道府県知事などへの届出が必要になります。また、その他の者が第一種社会福祉事業を経営しようとするときは、都道府県知事などの許可を得ることが必要になります。

第二種社会福祉事業の場合は、制限はありません。すべての主体が届出をすることにより事業経営が可能となります。

3 福祉事務所

都道府県および市(特別区を含む)は、条例で、福祉事務所を設置しなければなりません。

町村は、条例で、その区域を所管区域とする福祉事務所を設置することができます。町村の場合は設置してもしなくてもいいということです。

都道府県が設置する福祉事務所は、生活保護法、児童福祉法および母子及び父子並びに寡婦福祉法に定める援護または育成の措置に関する事務のうち都道府県が処理することとされているものについて扱います。

市町村(特別区含む)が設置する福祉事務所は、生活保護法、児童福祉法、母子及び父子並びに寡婦福祉法、老人福祉法、身体障害者福祉法、知的障害者福祉法に定める援護、育成または更生の措置に関する事務のうち市町村が処理することとされているものについて扱います。

(※下線部が、都道府県設置、市町村設置の場合の違いです)

都道府県、市、および福祉に関する事務所を設置する町村には、**社会福祉主事**をおかなければなりません。

社会福祉主事は、生活保護法、児童福祉法、母子及び父子並びに寡婦福祉法、老人福祉法、身体障害者福祉法、知的障害者福祉法に定める援護、育成または更生の措置に関する事務を行うことを職務とします。

Memo

Ⅱ 生活保護法

憲法25条は1項で、「すべて国民は、健康で文化的な最低限度の生活を営む権利を有する」としています。

また、2項で、「国は、すべての生活部面について、社会福祉、社会保障及び公衆衛生の向上及び増進に努めなければならない」としています。

これは、**社会権**のひとつである**生存権**について定めたものです。この理念に基づいて、国は、病気などを理由に健康で文化的な最低限度の生活を送ることができない人に対して、具体的な施策を行わなければなりません。

そのために定められているのが**生活保護法**です。

現行の生活保護法は、1946(昭和21)年に公布、施行された旧生活保護法を、連合軍総司令部(GHQ)の指導のもと、全面改正し、1950(昭和25)年に公布、施行したものです。

1 目的

生活保護法の目的は、下記のように示されています。

> 第一条　この法律は、日本国憲法第二十五条に規定する理念に基き、国が生活に困窮するすべての国民に対し、その困窮の程度に応じ、必要な保護を行い、その最低限度の生活を保障するとともに、その自立を助長することを目的とする。

2 理念および基本原理

生活保護法2条は、「すべて国民は、この法律の定める要件を満たす限り、この法律による保護を、無差別平等に受けることができる」、同3条は「この法律により保障される最低限度の生活は、健康で文化的な生活水準を維持することができるものでなければならない」としています。

生活保護は世帯単位で行い、世帯員全員が、その利用し得る資産、能力その他あらゆるものを、その最低限度の生活の維持のために活用することが前提であり、また、扶養義務者の扶養は、生活保護法による保護に優先します。

民法877条は、直系血族(両親、祖父母、曽祖父母、子、孫、曾孫など)と兄弟姉妹が原則的に扶養義務を負い、特別な事情がある場合に、3親等内の親族が扶養義務を負う場合があると定めていますが、それらの者が援助可能な場合には、生活保護に優先することになります。

3 保護の申請

保護は、要保護者、その扶養義務者、その他の同居の親族の申請に基づいて開始されます。

ただし、要保護者が急迫した状況にあるときは、保護の申請がなくても、必要な保護を行うことができます。

4 保護の基準および程度

保護は、厚生労働大臣の定める基準(生活保護基準)により測定した要保護者の需要を基とし、そのうち、要保護者の金銭や物品で満たすことのできない不足分を補う程度において行われます。

この基準は、要保護者の年齢別、性別、世帯構成別、所在地域別などといった、保護の種類に応じて必要な事情を考慮した最低限度の生活の需要を満たすのに十分なものであり、かつ、これを超えないものである必要があります。

要約すると、不十分でもダメであり、超えてもダメだということです。

5 保護の種類

保護の種類は、以下の表にまとめた8種類です。

表　保護の種類

生活扶助	衣食など、日常生活の需要を満たすために必要なもの 日常生活に必要な費用(食費・被服費・光熱費など)
教育扶助	義務教育を受けるために必要な学用品費用
住宅扶助	アパートなどの家賃、補修など、住宅の維持のために必要な費用
医療扶助	診察、薬剤や治療材料、医学的処置、手術およびその他の治療並びに施術、居宅における療養上の管理およびその療養に伴う世話その他の看護、病院や診療所への入院およびその療養に伴う世話その他の看護、移送など医療サービスの費用
介護扶助	居宅介護、福祉用具、住宅改修、施設介護、介護予防、介護予防福祉用具、介護予防住宅改修、介護予防・日常生活支援、移送など介護サービスの費用

（続き）

出産扶助	分娩の介助、分娩前や分娩後の処置、脱脂綿、ガーゼなどの衛生材料などの出産費用
生業扶助	就労に必要な技能の修得などにかかる費用
葬祭扶助	検案、死体の運搬、火葬や埋葬、納骨などの葬祭のために必要な費用

生活扶助

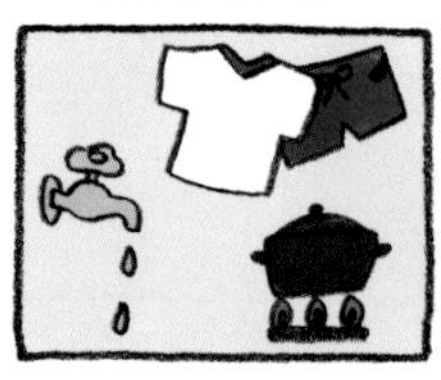

教育扶助

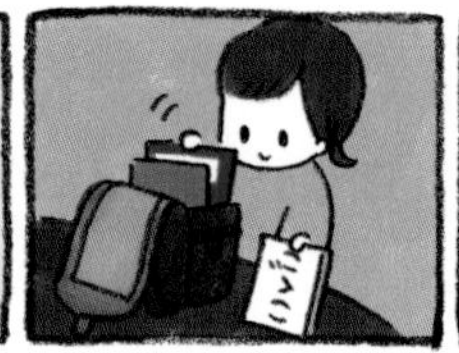

住宅扶助

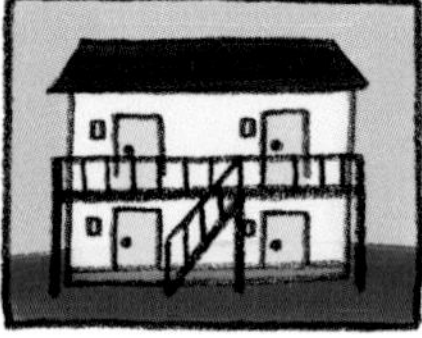

医療扶助

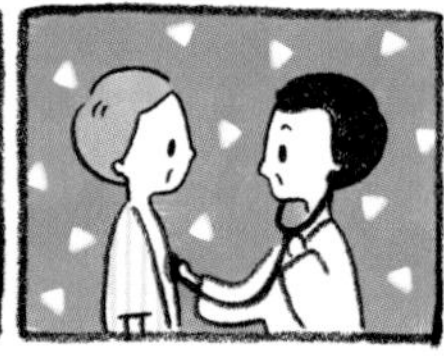

介護扶助

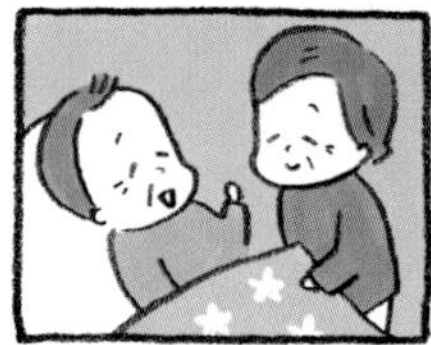

出産扶助

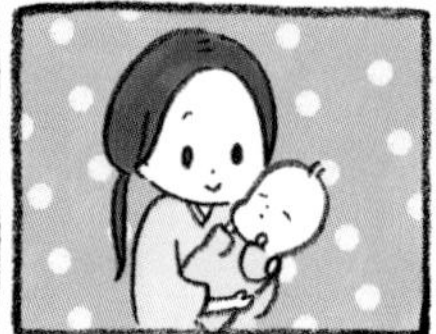

生業扶助

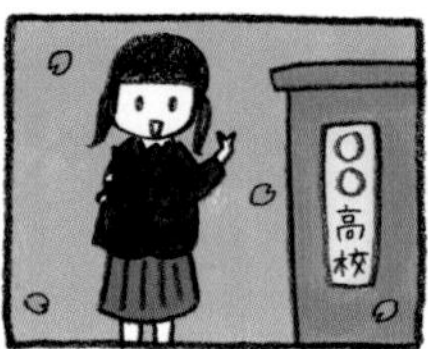

葬祭扶助

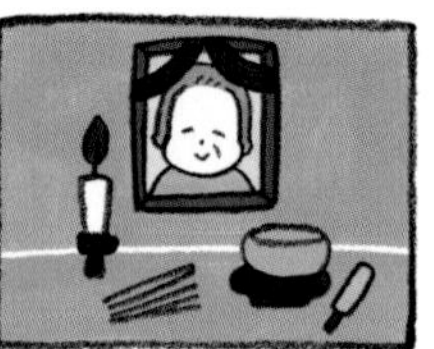

6 保護の実施機関

生活保護の実施機関は、都道府県知事、市長、および社会福祉事務所を管理する町村長です。

保護の決定や実施に関する事務は、都道府県知事、市町村長の委任により福祉事務所が行います。福祉事務所において、指導監督を行うのが**社会福祉主事**です。

また、市町村長、福祉事務所長、社会福祉主事の事務の執行に協力する機関として**民生委員**があります。

Ⅲ 老人福祉法：高齢者福祉に関する法

令和４年版の高齢社会白書によれば、日本の総人口に占める65歳以上の割合は28.9%にのぼり、2065（令和47）年には2.6人に１人が65歳以上、3.9人に１人が75歳以上になると言われています。

このように、日本では第二次世界大戦以降の生活水準の向上、保健、医療の向上などにより平均寿命が伸びる一方、出生率は減少を続けた結果、急速な超高齢社会を迎えようとしています。

私も皆さんもいずれは高齢者となります。また、皆さんのご両親も年をとられていずれ介護が必要になるかもしれません。そのとき、私たちはどのようなサポートを受けることができるのでしょうか？

高齢者福祉に関する法としては、**老人福祉法**、**高齢者虐待の防止、高齢者の養護者に対する支援等に関する法律（高齢者虐待防止法）**、**高齢者の居住の安定確保に関する法律**などがあります。ここでは、**老人福祉法**についてみていくことにします。

先述したように、主要国の中で高齢者の総人口に占める割合を比較すると、日本（28.9％）が最も高く、最も高齢化の進行が早くなっています。

老人福祉法は、1963（昭和38）年にそのような日本の高齢者人口の増加に対応して、高齢者の福祉の原理を明らかにするために制定されました。

1 目的

老人福祉法の目的は、下記のように示されています。

> 第一条　この法律は、老人の福祉に関する原理を明らかにするとともに、老人に対し、その心身の健康の保持及び生活の安定のために必要な措置を講じ、もつて老人の福祉を図ることを目的とする。

2 理念

老人福祉法の基本理念として、以下の３点が挙げられています。

①老人は、多年にわたり社会の進展に寄与してきた者として、かつ、豊富な知識と経験を有する者として敬愛されるとともに、生きがいを持てる健全で安らか

な生活を保障されるものとする。
②老人は、老齢に伴って生ずる心身の変化を自覚して、常に心身の健康を保持し、または、その知識と経験を活用して、社会的活動に参加するように努めるものとする。
③老人は、その希望と能力とに応じ、適当な仕事に従事する機会その他社会的活動に参加する機会を与えられるものとする。

高齢者を、社会的な弱者として保護するのではなく、その豊富な経験や知識を活用して、積極的に社会に参加してもらおうという考え方が根本としてあります。

3 高齢者福祉の措置

高齢者福祉の措置および高齢者福祉推進のための事業は、市町村が設置する**福祉事務所**が行います。

福祉事務所には**社会福祉主事**をおかなければなりません。

(1)老人居宅生活支援事業

老人居宅生活支援事業とは、**65歳以上**で、身体上または精神上の障害があるために日常生活を営むのに支障がある方に対して、自宅で、入浴、排泄、食事などの介護、調理、洗濯、掃除などの家事、生活に関する相談・助言などの支援をする事業です。

老人居宅介護等事業、老人デイサービス事業、老人短期入所事業、小規模多機能型居宅介護事業、認知症対応型老人共同生活援助事業、複合型サービス福祉事業があります。

(2)老人福祉施設

老人福祉法における老人福祉施設は、下表の7つになります。

表　老人福祉施設の種類

養護老人ホーム	65歳以上で、環境上の理由および経済的な理由により居宅での生活が困難な者を入所させ、養護するとともに、その者が自立した日常生活を営み、社会的活動に参加するために必要な指導および訓練などの援助を行うことを目的とする施設
特別養護老人ホーム	65歳以上で、身体上または精神上著しい障害があるために常時の介護を必要とし、かつ、居宅においてこれを受けることが困難な者を入所させる施設
軽費老人ホーム	無料または低額な料金で、老人を入所させ、食事の提供といった日常生活上必要な便宜を供与することを目的とする施設

（続き）

老人福祉センター	無料または低額な料金で、老人に関する各種の相談に応じるとともに、老人に対して、健康の増進、教養の向上およびレクリエーションのための便宜を総合的に供与することを目的とする施設
老人介護支援センター	地域の老人の福祉に関する各般の問題につき、老人や、その者を現に養護する者、地域住民などからの相談に応じ、必要な助言を行うとともに、主として居宅において介護を受ける老人またはその者を現に養護する者と、市町村、老人居宅生活支援事業を行う者、老人福祉施設、医療施設、老人クラブなどの老人の福祉を増進することを目的とする事業を行う者などとの連絡調整といった厚生労働省令で定める援助を総合的に行うことを目的とする施設
老人デイサービスセンター	65歳以上で、身体上または精神上の障害があるために日常生活を営むのに支障がある者、または介護保険法による通所介護を必要とする者などを通所させ、入浴、排泄、食事などの介護、機能訓練、介護方法の指導といった厚生労働省令で定める便宜を供与することを目的とする施設
老人短期入所施設	65歳以上で、養護者の疾病などの理由により、居宅において介護を受けることが一時的に困難となった者または介護保険法による短期入所生活介護を必要とする者などを短期入所させ、養護することを目的とする施設

Memo

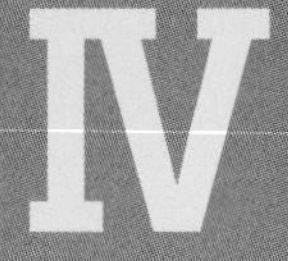

障害者基本法：障害者福祉に関する法①

ノーマライゼーションという言葉を知っていますか？

ノーマライゼーションとは，障害のない人が障害のある人を特別視するのではなく、障害のある人でも普通の生活を送れるような環境を整えて、ともに協力しながら生活することを目指していく考え方を意味します。

この考え方が広まるまでは、障害者は社会において差別され、国家の足手まといとみなされ、隔離されるなどの不当な扱いを受けてきた悲しい歴史がありました。しかし、1970年代になってこのノーマライゼーションという考え方が徐々に日本にも導入され理解されるようになってきました。

障害者福祉に関する法としては、基本法として基本方針やその理念について規定する**障害者基本法**をはじめ、**障害者の日常生活及び社会生活を総合的に支援するための法律**（**障害者総合支援法**）、**障害者虐待の防止、障害者の養護者に対する支援等に関する法律**（**障害者虐待防止法**）、**身体障害者福祉法**、**知的障害者福祉法**、**発達障害者福祉法**などがあります。本書では、**障害者基本法**、**障害者総合支援法**、**身体障害者福祉法**について詳しくみることにします。

まずは障害者基本法からです。

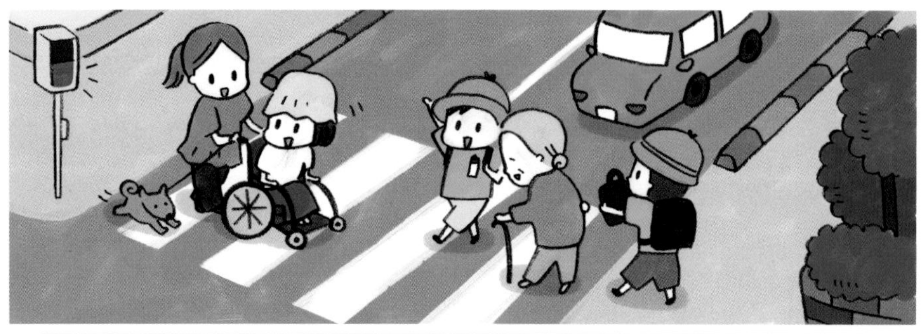

障害者基本法はノーマライゼーションの考え方から制定された

1 障害者基本法とは

障害者基本法とは、国の制度・政策に関する理念、基本方針が示されているとともに、その方針に沿った措置を講ずべきことを定めている法律のことです。障害者基本法は、もともと1970（昭和45）年に心身障害者対策基本法という名前で制定されましたが、1993（平成5）年に改正され、現在の名称となりました。

障害者基本法は、障害者に対する政策の基本方針が規定された基本法です。そのため、その基本方針を受けて、その目的・内容などに適合するように行政諸施策が定められ、障害者の養護者に対する支援等に関する法律（障害者虐待防止法)、身体障害者福祉法、知的障害者福祉法、発達障害者福祉法など、各関連の個別法にて具体的に遂行されます。

2 目的

障害者基本法の目的は、下記のように示されています。

第一条　この法律は、全ての国民が、障害の有無にかかわらず、等しく基本的人権を享有するかけがえのない個人として尊重されるものであるとの理念にのつとり、全ての国民が、障害の有無によつて分け隔てられることなく、相互に人格と個性を尊重し合いながら共生する社会を実現するため、障害者の自立及び社会参加の支援等のための施策に関し、基本原則を定め、及び国、地方公共団体等の責務を明らかにするとともに、障害者の自立及び社会参加の支援等のための施策の基本となる事項を定めること等により、障害者の自立及び社会参加の支援等のための施策を総合的かつ計画的に推進することを目的とする。

3 障害者の定義

障害者基本法は、「障害者」「社会的障壁」を、下記のように定義しています。

第二条 この法律において、次の各号に掲げる用語の意義は、それぞれ当該各号に定めるところによる。

一　障害者　身体障害、知的障害、精神障害(発達障害を含む。)その他の心身の機能の障害(以下「障害」と総称する。)がある者であつて、障害及び社会的障壁により継続的に日常生活又は社会生活に相当な制限を受ける状態にあるものをいう。

二　社会的障壁　障害がある者にとつて日常生活又は社会生活を営む上で障壁となるような社会における事物、制度、慣行、観念その他一切のものをいう。

4 障害者基本計画

政府は、障害者の自立および社会参加の支援などのための施策の総合的かつ計画的な推進を図るため、障害者のための施策に関する**障害者基本計画**を策定しなければなりません。

また、都道府県は、障害者基本計画を基本とするとともに、都道府県における障害者の状況などを踏まえ、その都道府県における障害者のための施策に関する**都道府県障害者計画**を策定しなければなりません。

同様に、市町村は、上記の障害者基本計画および都道府県障害者計画を基本とするとともに、その市町村における障害者の状況などを踏まえ、市町村における障害者のための施策に関する**市町村障害者計画**を策定しなければなりません。

Memo

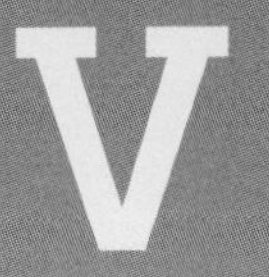

障害者の日常生活及び社会生活を総合的に支援するための法律
(障害者総合支援法)：障害者福祉に関する法②

障害者総合支援法は、既に解説した障害者基本法の基本的な理念にのっとり、身体障害者福祉法、知的障害者福祉法、精神保健及び精神障害者福祉に関する法律、児童福祉法など、障害者および障害児の福祉に関する法律と相まって(互いに作用しあって)、障害者や障害児が基本的人権を享有する個人としての尊厳にふさわしい日常生活・社会生活を営むことができるよう、必要な障害福祉サービスにかかわる給付、地域生活支援事業などの支援を総合的に行い、それにより障害者や障害児の福祉の増進を図るとともに、障害の有無にかかわらず国民が相互に人格と個性を尊重し安心して暮らすことのできる地域社会の実現に寄与することを目的とする法律です。

もともとは、2005(平成17)年に成立した障害者自立支援法という名称でしたが、2013(平成25)年に改正され、現在の名称となりました。

1　基本理念

障害者総合支援法の理念として、障害者や障害児が日常生活・社会生活を営むための支援は、全ての国民が、障害の有無にかかわらず、等しく基本的人権を享有するかけがえのない個人として尊重されるものである、と、まずその姿勢を明らかにしています。

そして、全ての国民が、障害の有無によって分け隔てられることなく、相互に人格と個性を尊重し合いながら共生する社会を実現するため、全ての障害者や障害児が可能な限り、その身近な場所において必要な日常生活・社会生活を営むための支援を受けられることにより、①社会参加の機会が確保されること、②どこで誰と生活するかについての選択の機会が確保されること、③地域社会において他の人々と共生することを妨げられないこと、④障害者や障害児にとって日常生活・社会生活を営む上で障壁となるような社会における事物、制度、慣行、観念その他一切のものの除去に資すること、以上を第一として、総合的かつ計画的に行わなければならないとされています。

2 障害者の定義

障害者総合支援法における障害者とは、下記のように示されています。

①身体障害者福祉法4条に規定する身体障害者
②知的障害者福祉法にいう知的障害者のうち18歳以上である者
③精神保健及び精神障害者福祉に関する法律5条に規定する精神障害者のうち18歳以上である者
④治療方法が確立していない疾病その他の特殊の疾病であって政令で定めるものによる障害の程度が厚生労働大臣が定める程度である者であって18歳以上であるもの

3 自立支援給付

在宅で訪問によって受けるサービスや、施設への通所や入所を利用するサービス、また自立促進のための就労支援など、利用者の状態やニーズに応じて個別に給付されるサービスを、**自立支援給付**といいます。

自立支援給付には、以下の支給があります。

①介護給付費、②特例介護給付費、③訓練等給付費、④特例訓練等給付費、⑤特定障害者特別給付費、⑥特例特定障害者特別給付費、⑦地域相談支援給付費、⑧特例地域相談支援給付費、⑨計画相談支援給付費、⑩特例計画相談支援給付費、⑪自立支援医療費、⑫療養介護医療費、⑬基準該当療養介護医療費、⑭補装具費、⑮高額障害福祉サービス等給付費

そのなかで、①介護給付費、②特例介護給付費、③訓練等給付費、④特例訓練等給付費について、その給付を受けようとする障害者や障害児の保護者は、市町村の**支給決定**を受けなければなりません。

(1)介護給付費、訓練等給付費

介護給付費、特例介護給付費としては、①居宅介護、②重度訪問介護、③同行援護、④行動援護、⑤療養介護(医療に係るものを除く)、⑥生活介護、⑦短期入所、⑧重度障害者等包括支援、⑨施設入所支援、以上の9つの給付となります。

介護給付とは、居宅介護や重度訪問介護、短期入所などの対象サービスを利用した際に、必要な費用が介護給付費として支給されるものです。また、支給申請日から支給決定までの間に、緊急でやむ得ない理由によりサービスを利用した場合は、支給決定後に市町村に申請し、必要と認められると、特例介護給付として支給が受けられます。

一方、訓練等給付とは、自立訓練や就労移行支援などの対象となるサービスを受けた場合に、必要な費用が訓練等給付として支給されるものです。介護給付と同様に、支給決定前の利用については、特例訓練等給付費が支給されます。

(2)自立支援医療費

自立支援医療費の支給を受けようとする障害者や障害児の保護者は、厚生労働省令で定めるところにより、市町村などに申請を行ったうえで、**支給認定**を受けなければなりません。

市町村などは、申請を行った障害者などが、その心身の障害の状態からみて自立支援医療を受ける必要があり、かつ、その障害者や、その属する世帯の他の世帯員の所得の状況、治療状況などの事情を勘案して、政令で定める基準に該当する場合には、厚生労働省令で定める自立支援医療の種類ごとに支給認定を行うことになります。

Memo

Ⅵ 身体障害者福祉法：障害者福祉に関する法③

1 目的

身体障害者福祉法の目的は、下記のように示されています。

第一条　この法律は、障害者の日常生活及び社会生活を総合的に支援するための法律（平成十七年法律第百二十三号）と相まつて、身体障害者の自立と社会経済活動への参加を促進するため、身体障害者を援助し、及び必要に応じて保護し、もつて身体障害者の福祉の増進を図ることを目的とする。

2 身体障害の定義

身体障害者福祉法において、身体障害者は、下にあげる身体上の障害がある18歳以上の者であり、都道府県知事から身体障害者手帳の交付を受けたものと定義されています。

①次の１～４の視覚障害で永続するもの
　1　両眼の視力がそれぞれ0.1以下のもの
　2　一眼の視力が0.02以下、他眼の視力が0.6以下のもの
　3　両眼の視野がそれぞれ10°以内のもの
　4　両眼による視野の２分の１以上が欠けているもの
②次の１～４の聴覚または平衡機能の障害で永続するもの
　1　両耳の聴力レベルがそれぞれ70dB（デシベル）以上のもの
　2　一耳の聴力レベルが90dB以上、他耳の聴力レベルが50dB以上のもの
　3　両耳による普通話声の最良の語音明瞭度が50％以下のもの
　4　平衡機能の著しい障害
③次の１～２の音声機能、言語機能または咀嚼機能の障害
　1　音声機能、言語機能または咀嚼機能の喪失
　2　音声機能、言語機能または咀嚼機能の著しい障害で、永続するもの
④次の１～６の肢体不自由
　1　一上肢、一下肢または体幹の機能の著しい障害で、永続するもの
　2　一上肢の親指を指骨間関節以上で欠くもの、または人差し指を含めて一上肢の二指以上をそれぞれ第一指骨間関節以上で欠くもの

3　一下肢をリスフラン関節以上で欠くもの
4　両下肢のすべての指を欠くもの
5　一上肢の親指の機能の著しい障害または人差し指を含めて一上肢の三指以上の機能の著しい障害で、永続するもの
6　上記１から５までに掲げるもののほか、その程度が１から５までに掲げる障害の程度以上であると認められる障害

⑤心臓、腎臓または呼吸器の機能の障害、膀胱または直腸の機能、小腸の機能、ヒト免疫不全ウイルスによる免疫の機能、肝臓の機能、以上の障害で、永続し、日常生活が著しい制限を受ける程度であると認められるもの

3 身体障害者更生相談所

都道府県は、身体障害者の更生援護の利便のため、また、市町村の援護の適切な実施の支援のため、必要な場所に**身体障害者更生相談所**を設けなければなりません。

身体障害者更生相談所は、身体障害者やその家族に対し、専門的知識と技術を必要とする相談・指導や、医学的、心理学的、職能的な判定業務、補装具の処方および適合判定、市町村に対する専門的な技術的援助指導、来所の難しい人などのために必要に応じて行う巡回相談、さらに、地域におけるリハビリテーションの推進に関する業務などを行います。

また、都道府県は、その設置する身体障害者更生相談所に、**身体障害者福祉司**をおかなければなりません。

4 身体障害者手帳

身体に障害のある者は、都道府県知事の定める医師の診断書を添えて、その居住地の都道府県知事に身体障害者手帳の交付を申請することができます。ただし、本人が15歳に満たないときは、その保護者が代わって申請します。都道府県知事は、申請に基づいて審査し、その障害が「2 身体障害の定義」(p.144)にあげたものに該当すると認めたときは、申請者に身体障害者手帳を交付しなければなりません。

なお、身体障害者福祉法施行規則別表第５号「身体障害者障害程度等級表」において、障害の種類別に重度の側から１級から６級の等級が定められています（７級の障害は、単独では交付対象とはなりませんが、７級の障害が２つ以上重複する場合や、７級の障害が６級以上の障害と重複する場合は、対象となります）。

5 身体障害者に対する更生援護の実施

身体障害者に対する更生援護は、既に解説した障害者総合支援法(p.145)の枠組みで、居住地の市町村(特別区を含む)が行います。

市町村は、障害者総合支援法に規定する障害福祉サービスを必要とする身体障害者が、やむを得ない事由により介護給付費などの支給を受けることが著しく困難であると認めるときは、その身体障害者に、障害福祉サービスを提供します。

Memo

Ⅶ 知的障害者福祉法：障害者福祉に関する法④

知的障害者福祉法は、障害者総合支援法と相まって（互いに作用しあって）、知的障害者の自立と社会経済活動への参加を促進するため、知的障害者を援助するとともに必要な保護を行い、知的障害者の福祉を図ることを目的としています。

この法律においては、知的障害者の定義は定められていません。

身体障害者福祉法と同様に、都道府県は、知的障害者更生相談所の設置が義務付けられ、知的障害者更生相談所には、知的障害者福祉司をおかなければなりません。

知的障害者に対する更生援護は、既に解説した障害者総合支援法（p.145）の枠組みで、市町村が行います。

市町村は、障害者総合支援法に規定する障害福祉サービスを必要とする知的障害者が、やむを得ない事由により介護給付費等の支給を受けることが著しく困難であると認めるときは、その知的障害者に、障害福祉サービスを提供します。

Memo

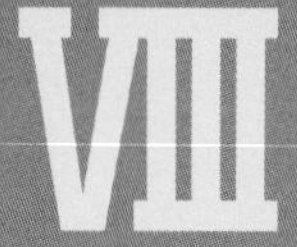

Ⅷ 児童福祉法：児童福祉に関する法①

昨今、児童虐待の問題がニュースなどでも大きく取り上げられるようになり、その現状は深刻さを増すばかりです。

厚生労働省の統計によれば、2020（令和2）年度中に児童相談所が虐待の相談として対応した件数は205,044件で過去最多でした。こうした現状を踏まえ、2022（令和4）年6月、児童福祉法の改正法が成立しました。改正法では、児童を一時的に保護する際に裁判所による司法審査が導入されるなど、児童を保護する取り組みの強化が図られました。（一部を除き、2024年から施行。）

児童をそういった虐待やネグレクトから守るための法律にはどのようなものがあり、どのように運用されているのでしょうか。本稿では、児童福祉法、児童虐待防止法などを詳しくみていきます。児童福祉法第１条では、児童の権利について、以下のように規定しています。

> 第1条　全て児童は、児童の権利に関する条約の精神にのつとり、適切に養育されること、その生活を保障されること、愛され、保護されること、その心身の健やかな成長及び発達並びにその自立が図られることその他の福祉を等しく保障される権利を有する。

1 児童福祉法とは

昨今、ニュースなどで**児童相談所**という言葉をよく耳にしますが、保護が必要な児童を守るための実務を担うのがこの、児童相談所とよばれる機関です。

児童福祉法は、児童の福祉を保障するため、児童の有する権利を明らかにし、その支援について定める基本的な法律です。

2 目的

児童福祉法は今でこそ、児童虐待の問題や、親のいない児童に適切な養育環境を与える法律、というイメージが強いかもしれませんが、完成した当初の目的は現在とは大幅に趣旨の異なるものでした。すなわち、第二次世界大戦後、戦争によって被災した多くの浮浪児を緊急に保護するための法律として、

1947（昭和22）年に制定されたのです。

現在、児童福祉法は、すべての児童の福祉を保障することを目的としています。

3 児童の定義

児童福祉法において、**児童**とは満18歳に満たない者をいいます。

そして、児童をさらに分類すると、**乳児**（満1歳に満たない者）、**幼児**（満1歳から、小学校就学の始期に達するまでの者）、**少年**（小学校就学の始期から満18歳に達するまでの者）に分けられます。

妊産婦とは、妊娠中または出産後1年以内の女子をいいます。

保護者とは、親権者、未成年後見人その他の者で、**現に児童を監護する者**とされています。

4 児童福祉施設

児童福祉法では、児童や妊産婦の福祉を図ることを目的とした施設を定めています。

具体的には、助産施設、乳児院、母子生活支援施設、保育所、幼保連携型認定こども園、児童厚生施設、児童養護施設、障害児入所施設、児童発達支援センター、児童心理治療施設、児童自立支援施設、児童家庭支援センターの12種類があります。

表　児童福祉施設の種類

種類	対象	目的・内容など
助産施設	経済的理由により入院助産を受けることができない妊産婦	主に助産所や産科病院などで助産を行う
乳児院	乳児	養育および退院後の相談・援助など
母子生活支援施設	配偶者のいない女子またはこれに準ずる女子およびその者の監護すべき児童	保護、自立支援、退所後の相談・援助など
保育所	保育を必要とする乳児・幼児	利用定員20人以上
幼保連携型認定こども園	満3歳以上の幼児および保育を必要とする乳児・幼児	教育および保育を一体的に行う
児童厚生施設	すべての児童	児童遊園、児童館など
児童養護施設	保護者のない児童、被虐待児童その他環境上養護を要する児童	養護、退所後の相談・援助など
障害児入所施設（福祉型・医療型）	すべての障害児	福祉型は保護、日常生活の指導および独立自活に必要な技能の付与 ※医療型はこれに加えて治療を行う

（続き）

児童発達支援センター（福祉型・医療型）	すべての障害児	日常生活における基本的動作の指導、独立自活に必要な知識技能の付与または集団生活への適応のための訓練 ※医療型はこれに加えて治療を行う
児童心理治療施設	社会生活への適応が困難な児童（心理的問題を抱え日常生活に支障をきたしている児童）	心理治療および生活指導を中心とした総合的な支援
児童自立支援施設	不良行為や非行を行い、または行うおそれのある児童	指導、自立支援、退所後の相談・援助など
児童家庭支援センター	地域児童の各種諸問題	専門的・技術的な助言、指導、援助を総合的に行う

5 児童福祉審議会

児童福祉審議会は、児童の福祉の他、妊産婦および知的障害者の福祉に関する事項を調査審議するために、都道府県や市町村におかれる機関です。

6 市町村、都道府県の業務

市町村は、児童および妊産婦の福祉に関する必要な実情の把握、必要な情報提供、そして家庭からの相談に応じる業務およびそれに伴う付随業務を行います。

都道府県は、児童および妊産婦に関する実情の把握、専門的な知識および技術に関する相談に応じる業務、児童およびその家庭に関する調査、医学的、心理学的、教育学的、社会学的、精神保健上の判定、児童の一時保護、里親に関する業務（里親の開拓から児童の自立支援までの一貫した里親支援）、養子縁組に関する業務を行います。

7 児童相談所

児童相談所は、都道府県ごとに設置が義務づけられており、児童のあらゆる相談に応じる行政機関です。児童相談所には児童の一時保護施設が設置されている場合があります。また、児童相談所には**児童福祉司**を配置しなければなりません。

児童福祉司とは、児童の保護や福祉の増進について相談に応じ、専門的技術に基づいて指導を行うなど、児童の福祉増進にとって重要な役割を担います。

8 児童委員

児童委員とは、民生委員も兼ねており、市町村におかれます。

児童および妊婦について、生活環境の把握、福祉に関するサービスの情報提供などに関する援助・指導を行い、児童福祉司の職務に協力するとともに、福祉事務所の社会福祉主事の職務も協力して行います。

9 保育士

保育士とは、登録を受けて、保育士の名称を用いて、専門的知識および技能をもって、児童の保育や児童の保護者に対して保育に関する指導を行います。

10 福祉の保障

児童福祉法は第２章（19条～ 34条）において、具体的な福祉の保障について定めています。

（１）療育の指導

保健所長は、身体に障害のある児童に、診査を行い、相談に応じ、必要な療育の指導を行わなければなりません。

また、保健所長は、疾病により長期にわたり療養を必要とする児童に、診査を行い、相談に応じ、必要な療育の指導を行うことができます。

（２）小児慢性特定疾病医療費の支給

都道府県は、小児慢性特定疾病児童が医療支援を受けた場合に、その保護者に対して医療費を支給します。医療費の助成を受けるためには都道府県へ申請し、医療受給者証の交付を受ける必要があります。

（３）療育の給付

都道府県は、結核に罹っている児童に対し、療養に併せて学習の援助を行うため、病院に入院させて療育の給付を行うことができます。

（4）障害児通所給付、障害児入所給付

障害児通所給付費とは、児童福祉法で定められた障害児通所支援を受けた場合に、市町村によって支給される給付のことです。

給付を受けるためには、市町村による給付費支給の決定を受けなければなりません。

一方、障害児入所給付とは、障害児入所施設または指定障害児入所施設などから、障害児入所支援を受けた場合に、都道府県によって支給される給付のことです。

ここでポイントとなるのは、**通所**の場合は**市町村**、**入所**の場合は**都道府県**が支給をするという点で異なりますので注意しましょう。

（5）子育て支援事業

市町村は、児童の健全な育成に資するために、子育て支援事業の体制の整備や必要な措置の実施に努めなければならないと定められています。

すなわち、各市町村で子育て支援事業を必ず実施しなければならないというわけではないので注意しましょう。

（6）助産施設、母子生活支援施設への入所

都道府県等は、妊産婦が（保健上必要があるにもかかわらず）経済的理由により入院助産を受けられない場合において、その妊産婦から申込みがあったときは、その妊産婦に対し助産施設で助産を行わなければならないとされています。

また、保護者が配偶者のない女子又はこれに準ずる事情のある女子であって、その者の監護すべき児童の福祉に欠けるところがある場合において、その保護者から申込みがあったときは、その保護者と児童を母子生活支援施設において保護しなければならないとされています。

児童相談所

子育てに関する支援

児童福祉審議会

障害児に関する支援

児童養護施設

虐待防止

児童厚生施設

結核に関する支援

小児慢性特定疾病に関する支援

国や自治体が保護者とともに成長を支援

(7) 要保護児童の通告義務

児童福祉法25条では要保護児童を発見した者の通告義務を定めています。これはすべての国民に対して課される義務です。通告先は市町村や都道府県の設置する福祉事務所や児童相談所とされています。児童委員を介して通告を行うこともできます。

WORDS

要保護児童
保護者のない児童又は保護者に監護させることが不適当であると認められる児童(児童福祉法6条の3第8項)

TIPS

2019(令和元)年の法改正によって、児童相談所の体制強化等を目的として(児童の)一時保護等の介入的対応を行う職員と保護者支援を行う職員を分ける規定が設けられたほか、児童相談所に医師と保健師を各一人以上配置することが義務付けられるなどさまざまな改正が行われました

Memo

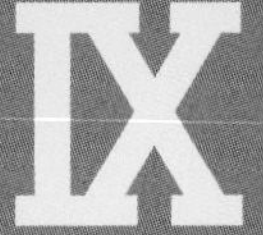

児童虐待の防止等に関する法律：児童福祉に関する法②

児童虐待の防止等に関する法律(児童虐待防止法)は、児童に対する虐待を禁止し、児童虐待の予防と発見、国や地方公共団体の責務、虐待を受けた児童の保護や自立支援について定めることにより、児童の権利利益を守ることを目的として2000(平成12)年に制定されました。

この法律が制定される以前は、児童福祉法を根拠法として虐待への対応を行っていましたが、通告義務や一時保護といった規定に対する一般市民の認識があまりなく、機能していませんでした。

そのような背景から、児童虐待対応に特化した法律として児童虐待防止法が制定されるに至りました。

また、2019(令和元)年の改正法により、親権者によるしつけの際の体罰の禁止が明文化されたほか、児童福祉法においても虐待防止強化に向けた法改正が行われました。

1 定義

児童虐待とは、保護者(親権を行う者、未成年後見人その他の者で、児童を現に監護するもの)が、その監護する児童(18歳に満たない者)について行う、次に掲げる行為である、と定められています。

①児童の身体に外傷が生じ、又は生じさせるおそれのある暴行を加えること
例)叩く、殴る、蹴る、首を絞める、溺れさせるなど

②児童にわいせつな行為をすることまたは児童をしてわいせつな行為をさせること
例)性行為や性交の強要、ポルノの被写体にすることなど

③児童の心身の正常な発達を妨げるような著しい減食または長時間の放置、保護者以外の同居人による①②または④に掲げる行為、あるいは同様の行為の放置などの保護者としての監護を著しく怠ること
例)遺棄、食事を与えない、学校へ行かせない、子どもの健康や安全を全く気にかけない、衣服を不潔なままにするなど

④児童に対する著しい暴言または著しく拒絶的な対応、児童が同居する家庭における配偶者に対する暴力その他の児童に著しい心理的外傷を与える言動を行うこと
例)子どもに対して暴言を吐く、面前DV(子どもの前で配偶者に対し暴言や暴力をふるうこと)など

①～④の各類型は、**①身体的虐待**、**②性的虐待**、**③ネグレクト**、**④心理的虐待**とよばれます。

近年では④の心理的虐待が増加しており、その要因の一つとして、面前DV(家庭での配偶者への暴力)に関する警察からの通告が増加していることがあげられています。

2 国や地方公共団体の責務

児童虐待の予防、早期発見、虐待を受けた児童の保護・自立支援、親子再統合の促進、家庭生活復帰への支援のために必要な体制の整備に努めることとされています。

3 早期発見

学校、児童福祉施設、病院など、児童の福祉に業務上関係のある団体や学校の教職員、児童福祉施設の職員、医師、歯科医師、保健師、助産師、看護師、弁護士など、児童福祉に関連のある職業に就いている人は、早期発見しやすい立場ということを自覚し、児童虐待の早期発見に日頃から努めなければならないとされています。

4 通告

児童福祉法においても通告義務について規定されていますが、児童虐待防止法でも明記されており、「児童虐待を受けたと思われる児童を発見した者は、速やかに、これを市町村、都道府県の設置する福祉事務所若しくは児童相談所又は児童委員を介して市町村、都道府県の設置する福祉事務所若しくは児童相談所に通告しなければならない」と定められています。

なお、「通告」に関する規定は、児童福祉法の規定が適用されます。

5 通告または送致を受けた場合の措置

通告や送致などを受けて児童虐待が疑われる場合には、都道府県知事は、家庭における児童の状況を把握するために児童の保護者に対し、出頭要求ができるとされています。

これは、保護者に対して必要な調査や質問をするためのものであり、正当な理由なく出頭の求めに応じない場合は、再出頭を求めることができるとされています。

また、裁判所の許可状を得て、児童の住居や居所へ立ち入り、臨検や捜索をする場合もあります。

WORDS

臨検
その場に臨んで検査すること。とくに、行政職員などが、特定の場所に立ち入ること

早期発見
福祉事務所や
児童相談所へ通告
保護者への
出頭要求
知事

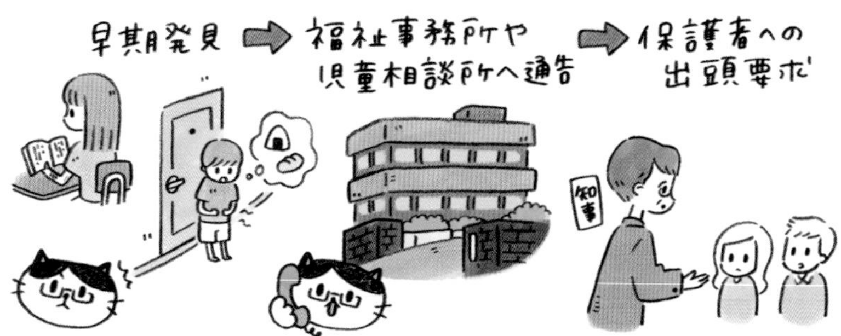

6 児童虐待にかかわる情報提供

医師、看護師、児童福祉施設や学校の教職員など、児童の医療・福祉・教育に関連のある業務従事者は、市町村や児童相談所からの申し出に対し、児童虐待にかかわる児童や保護者に関する資料や情報を提供することができるとされています。

X 母子及び父子並びに寡婦福祉法：児童福祉に関する法③

母子及び父子並びに寡婦福祉法は、第二次世界大戦後、夫の戦病死などにより生活難となった寡婦や母子の急増による母子福祉対策がきっかけとなって、1964（昭和39）年に制定されました。

制定当時の名称は**母子福祉法**でしたが、その後の改正により**母子及び寡婦福祉法**に、そして2003（平成15）年の改正では父子家庭も含まれることとなり、2014（平成26）年に現在の名称に変わりました。

1 目的

母子及び父子並びに寡婦福祉法の目的は、下記のように示されています。

> 第一条　この法律は、母子家庭等及び寡婦の福祉に関する原理を明らかにするとともに、母子家庭等及び寡婦に対し、その生活の安定と向上のために必要な措置を講じ、もつて母子家庭等及び寡婦の福祉を図ることを目的とする。

2 定義

まず、この法律において重要となる定義の確認をしましょう。とくに、**児童**や**母子家庭等**は間違えやすいところなので十分に注意してください。

配偶者のない女子：配偶者（婚姻の届出をしていないが、事実上の婚姻関係と同様の事情にある者を含む）と死別した女子であって、現に婚姻をしていないものおよびこれに準じる以下に掲げる女子

1　離婚した女子であって現に婚姻をしていない女子
2　配偶者の生死が明らかでない女子
3　配偶者から遺棄されている女子
4　配偶者が海外にあるためその扶養を受けることができない女子
5　配偶者が精神や身体の障害により長期にわたって労働力を失っている女子
6　上に掲げる者に準じる女子であって政令で定めるもの

配偶者のない男子：配偶者と死別した男子であって、現に婚姻をしていないものおよびこれに準じる以下に掲げる男子

1　離婚した男子であって現に婚姻をしていないもの

2　配偶者の生死が明らかでない男子
3　配偶者から遺棄されている男子
4　配偶者が海外にあるためその扶養を受けることができない男子
5　配偶者が精神や身体の障害により長期にわたって労働能力を失っている男子
6　上に掲げる者に準じる男子であって政令で定めるもの

児童：20歳に満たない者
※なお、児童福祉法における児童は「18歳に満たない者」とされているので注意！

寡婦：配偶者のいない女子であって、かつて配偶者のない女子として民法877条の規定により児童を扶養していたことのあるもの

母子家庭等：母子家庭および父子家庭

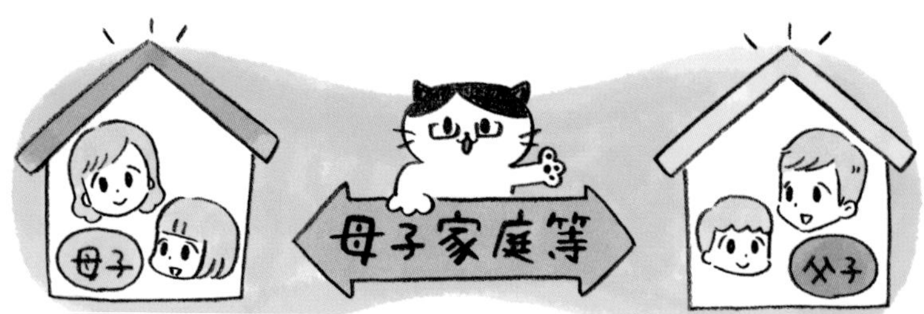

法律上の言葉では「母子家庭等」には、父子家庭も含まれる。

3 母子家庭等に対する福祉措置

(1)母子父子寡婦福祉資金貸付制度

都道府県が、配偶者のない女子または男子で現に児童を扶養しているものや寡婦等に対し、経済的自立の助成と生活意欲の助長そして児童の福祉を増進のために、その目的に応じて資金を貸し付ける制度です。

具体的には、事業の開始や継続必要な資金、児童の修学資金、就職に必要な知識技能の習得に必要な資金、その他政令で定めるものとされています。

(2)ひとり親家庭等日常生活支援事業

都道府県または市町村は、母子家庭、父子家庭及び寡婦が修学等や病気などの事由により生活援助や保育サービスを必要とする場合や、生活環境等の激変により、日常生活を営むのに支障が生じている場合に、家庭生活支援員の派遣等によって生活の援助や子育て支援を行います。支援の内容は、乳幼児の保育、食事の世話、専門的知識による生活に関する助言や指導などです。

(3)母子家庭等就業支援事業

都道府県は、就職を希望する母子家庭の母や父子家庭の父及び児童の雇用の促進を図るため、母子･父子福祉団体と緊密な連携を図りながら、就職相談、職業能力の向上に必要な措置、そして就職のために必要な支援などの業務を総合的・一体的に行うことができます。

＊寡婦就業支援事業も行われています。

(4)母子家庭自立支援給付金及び父子家庭自立支援給付金

都道府県等は、母子家庭の母や及び父子家庭の父の雇用の安定と就職の促進を図るため、一定の要件を満たす場合に母子家庭の母や父子家庭の父に対して給付金を支給することができます。具体的には、地方公共団体が指定する教育訓練講座等を受講した際に、講座終了後に受講料の一部を支給する自立支援教育訓練給付金事業や、看護師等の資格取得のため、養成機関等で修業する場合に生活費負担軽減のため給付金が支給される高等職業訓練促進給付金事業などがあります。

(5)ひとり親家庭等生活向上事業

都道府県や市町村が、母子・父子福祉団体と緊密な連携を図りながら、母子家庭及び父子家庭並びに寡婦の地域での生活を総合的に支援することを目的として行う事業です。具体的には相談支援事業、家計管理・生活支援講習会事業、学習支援事業、情報交換事業等があります。また、ひとり親家庭の子どもを対象とした生活・学習支援事業も実施されています。これらの事業は地域の実情に応じて選択実施されます。

Memo

XI 子ども・子育て支援法：児童福祉に関する法④

子ども・子育て支援法とは、急速な少子化や家庭環境の変化に鑑み、子どもや子どもを養育する親に必要な支援を行い、子どもが健やかに成長できる社会の実現に寄与するために2012（平成24）年８月に制定されました。

この他に、就学前の子どもに関する教育、保育等の総合的な提供の推進に関する法律の一部を改正する法律、子ども・子育て支援法及び就学前の子どもに関する教育、保育等の総合的な提供の推進に関する法律の一部を改正する法律の施行に伴う関係法律の整備等に関する法律も同じく制定され、これらを合わせて**子ども・子育て関連３法**とよばれています。

1 定義

子ども・子育て支援法におけるポイントとなる文言の定義について確認します。

①**子ども**：18歳に達する日以後の最初の３月31日までの間にある者
（※**小学校就学前子ども**：子どものうち小学校就学の始期に達するまでの者）
②**保護者**：親権を行う者、未成年後見人その他の者で、子どもを現に監護する者
③**教育**：満３歳以上の小学校就学前子どもに対して義務教育およびその後の教育の基礎を培う学校において行われる教育
④**保育**：児童福祉法第６条の３第７項に規定する保育
⑤**教育・保育施設**：認定こども園法で定める「認定こども園」、学校教育法で定める「幼稚園」、児童福祉法で定める「保育所」

2 子ども・子育て支援制度

子ども・子育て支援制度とは、先に述べた子ども・子育て関連３法に基づいて実施されている制度です。

子ども・子育て支援は、全ての子どもの健やかな成長のために適切な環境が等しく確保されるよう、国や地方公共団体などが子どもや子育てを担う保護者に対して行う支援を指します。

主に市町村による、①子ども・子育て支援給付と、②地域子ども・子育て支援事業を中心に定めています。

3 子ども・子育て支援給付

子ども・子育て支援給付は、市町村が主体となって実施される給付です。具体的には以下の３つがあります。

①子どものための現金給付としての児童手当

②子どものための教育・保育給付

施設型給付（幼保連携型認定こども園、幼稚園、保育所を対象）と地域型保育給付等（家庭的保育事業、小規模保育事業、居宅訪問型保育事業、事業所内保育事業を対象）があります。子どもの教育･給付を受けようとする（小学校就学前の子どもの）保護者は、設定の区分に応じて市町村から認定を受ける必要があります。

③子育てのための施設等利用給付

これは、新制度の対象とならない幼稚園や認可外保育施設等の対象施設を利用した場合に費用が支給されるというものです。保護者は認定の区分に応じて市町村から認定を受ける必要があります。

4 認定こども園

認定こども園とは、教育と保育を一体的に行う施設であり、幼稚園の機能と保育所の機能、両方の機能をあわせもつ施設です。

就学前の**子ども**について、保護者が働いているか否かにかかわりなく利用することができます。

認定こども園の類型には、①幼保連携型、②幼稚園型、③保育所型、④地方裁量型の４種類があります。なお、幼保連携型認定子ども園の設置主体は、国、地方公共団体、学校法人、社会福祉法人とされています（認定こども園法12条）。

5 地域子ども・子育て支援事業

市町村は、市町村子ども・子育て支援事業計画に従って、「地域子ども・子育て支援事業」として以下の事業を行うこととされています。

・利用者支援事業
・延長保育事業
・実費徴収に係る補足給付を行う事業
・多様な事業者による参入促進・能力活用事業
・放課後児童健全育成事業
・子育て短期支援事業
・乳児家庭全戸訪問事業

・養育支援訪問事業
・子どもを守る地域ネットワーク機能強化事業その他（要保護児童等の支援に資する事業）
・地域子育て支援拠点事業
・一時預かり事業
・病児保育事業
・子育て援助活動支援事業（ファミリー・サポート・センター事業）
・妊婦健康診査

6 仕事・子育て両立支援事業

仕事と子育てを両立させるのに役立つ、多様な子ども・子育て支援サービスの充実のため、2016（平成28）年の改正によって、従業員のための保育所設置運営費用を助成する企業主導型保育事業、残業などでベビーシッターを利用した際に費用の補助を受けられる企業主導型ベビーシッター利用者支援事業が新たに盛り込まれました。

Memo

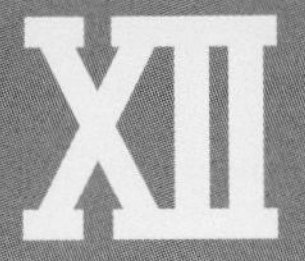

就学前の子どもに関する教育、保育等の総合的な提供の推進に関する法律
：児童福祉に関する法⑤

この法律は、幼児期の教育や保育が生涯にわたる人格形成の基礎を培う重要なものであること、そして、わが国における急速な少子化の進行と家庭や地域を取り巻く環境の変化に伴い小学校就学前の子どもに対する教育や保育に対する需要が高まっていることに鑑みて、地域における創意工夫を生かしつつ、小学校就学前の子どもに対する教育や保育と保護者に対する子育て支援の総合的な提供を推進するための措置を講じ、これによって子どもが健やかに育成される環境の整備に役立てることを目的としています。

この法律は、基本的な枠組みとして幼保連携型認定こども園の設置者、設置認可、認可の取消しなどに関する規定について定めています。そして、幼保連携型認定こども園以外の認定こども園に関する認定手続について定めていることから、**認定こども園法**ともよばれています。

なお、この法律における「子ども」とは小学校就学の始期に達するまでの者と定められています。子ども・子育て支援法における「子ども」の定義とは異なるので注意しましょう。

「児童」や「子ども」の定義の例
法律によって違うこともあるから注意が必要だニャ
18歳未満の者
20歳未満の者
18歳に達する日以後の最初の3月31日までの間にある者
小学校就学の始期に達するまでの者
児童福祉法→児童
児童虐待の防止等に関する法律→児童
母子及び父子並びに寡婦福祉法→児童
子ども子育て支援法→子ども
認定子ども園法→子ども

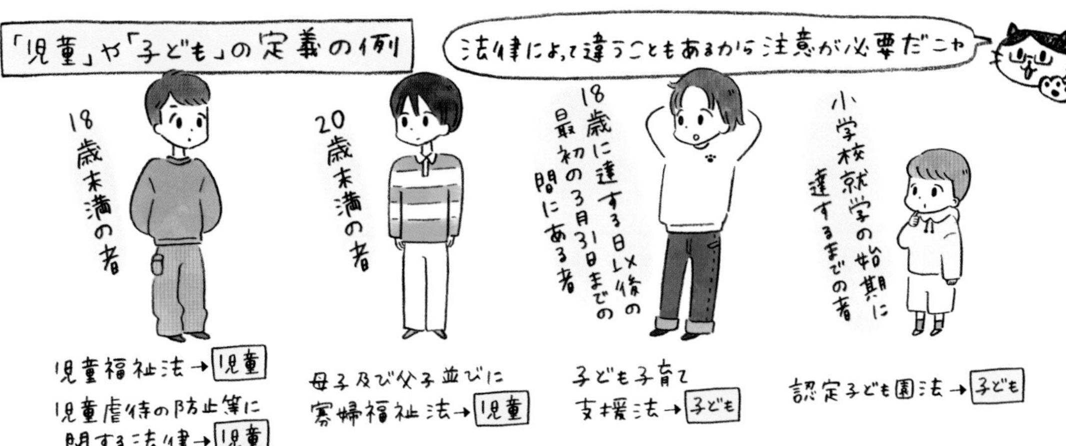

第6章
社会福祉に関する法

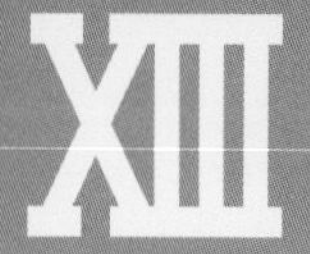

子どもの貧困対策の推進に関する法律：児童福祉に関する法⑥

今日、わが国における子どもの貧困問題は、非常に深刻で重要なテーマとして取り上げられるようになりました。

貧困が、子どもの心身ともに健全に成長していく過程における権利を侵害するものであってはなりません。

この法律は、子どもの将来がその生まれ育った環境によって左右されることのないよう、貧困の状況にある子どもが健やかに育成される環境を整備するとともに機会の均等等をはかるために、子どもの貧困対策を総合的に推進することを目的として、2013（平成25）年に制定されました。

国や地方公共団体の子どもの貧困対策の実施に関する責務や、政府による子どもの貧困対策に関する大綱を定める義務について規定しています。

この大綱では、基本方針をはじめとして、子どもの貧困率や子どもの貧困に関する指標や施策、教育支援、生活支援、保護者に対する就労支援、経済的支援など、子どもの貧困対策に関する事項についての内容が盛り込まれています。

また、改正法によって記載内容が拡大され、一人親世帯の貧困率や生活保護世帯における大学等進学率が新たに追加されたほか、施策の実施状況についての検証等施策の推進体制を明記することとなりました。

なお、内閣府には**子どもの貧困対策会議**がおかれ、子どもの貧困に関する重要事項の審議や、子どもの貧困対策の実施を推進する機能を担っています。

改正ポイント

2019（令和元）年の改正法によって子どもの将来だけでなく、子どもの現在がその生まれ育った環境によって左右されることのないよう、子どもの貧困対策を総合的に推進することが目的とされました。また、基本理念として子どもの年齢等に応じてその意見が尊重され、最善の利益が優先され、心身ともに健やかに育成されること等が明記されました。

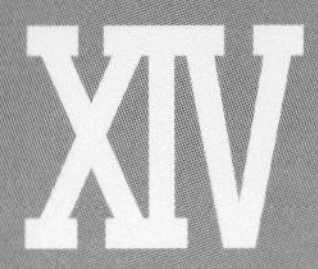

児童買春、児童ポルノに係る行為等の規制及び処罰並びに児童の保護等に関する法律

(児童買春・児童ポルノ禁止法)：児童福祉に関する法⑦

この法律は、児童に対する性的搾取や性的虐待が、著しく児童(この法律において「児童」とは18歳に満たない者と定義されています)の権利を侵害することの重大性に鑑み、児童ポルノや児童買春にかかわる行為などを規制し、これらの行為を処罰するとともに、心身に有害な影響を受けた児童の保護のための措置などを定めることにより、児童の権利を擁護することを目的として、1999(平成11)年に、児童買春、児童ポルノに係る行為等の処罰及び児童の保護等に関する法律という名称で制定されました。

また、2014(平成26)年の改正により名称が児童買春、児童ポルノに係る行為等の規制及び処罰並びに児童の保護等に関する法律に変わり、自己の性的好奇心を満たすことを目的として児童ポルノを所持、保管した者についての処罰規定も新たに設けられました。

なお、心身に有害な影響を受けた児童の保護のための措置を担う関係行政機関が新たに、「厚生労働省、法務省、都道府県警察、児童相談所、福祉事務所その他の国、都道府県又は市町村」と例示されるようになりました。

IN CONCLUSION

- ●社会福祉法に基づき、都道府県や市などは福祉事務所を設置しなければならない。そして福祉事務所には社会福祉主事をおかなければならない。
- ●生活保護法では、生活扶助、教育扶助、住宅扶助、医療扶助、介護扶助、出産扶助、生業扶助、葬祭扶助という８つの保護が定められている。
- ●ノーマライゼーションという考え方が浸透することによって、障害者基本法、障害者総合支援法など、障害者の生活環境を整えるためのさまざまな法整備がなされている。
- ●子どもを虐待やネグレクトなどから守り、児童福祉を保障するため、児童福祉法や児童虐待防止法などがある。

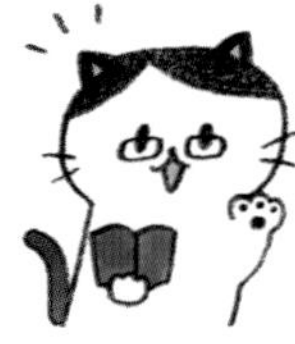

生活困窮者、障害者、高齢者、児童……いろいろな人たちの福祉を保障するために、たくさんの法律があるんだニャー。

Memo

第7章
社会保険法

社会保険とは、社会保障の分野のひとつで、病気になったり、高齢になって働けなくなったり、失業、労働災害、介護が必要になるなどのリスクに備えて、事前に雇用者もしくは雇用主、あるいは両者が社会的供出をすることによって、保険によるカバーを受ける仕組みのことです。

日本の制度では、医療保険、年金保険、介護保険、雇用保険、労災保険の５種類の社会保険制度があります。

I 医療保険とは

将来、医療の現場で働かれる皆さんも、自分自身が病気になったり、けがをすることがあるでしょう。

その際には、患者として治療を受け、治療費を支払うことになるわけですが、皆さんが支払うのは実際にかかっている治療費の３割の負担で済んでいます。それは、皆さんが公的医療保険に加入しているからです。

日本をはじめとした、多くの先進国では、すべての国民がなんらかの公的医療保険に加入している**国民皆保険制度**が導入されています。ちなみに米国では、国民皆保険制度は導入されていません。

日本における公的医療保険制度は、**被用者保険**、**国民健康保険**、**後期高齢者医療制度**に分類されます。

被用者保険は、一般に、サラリーマンとその扶養家族を対象とするもので、企業の被用者を中心とした健康保険（全国健康保険協会管掌健康保険および組合管掌健康保険）、船員保険（船員を中心とする）、共済組合（公務員および私立学校教職員）があります。

国民健康保険は、自営業者、農業者などを対象としており、後期高齢者医療制度は75歳以上の高齢者を対象としています。

Memo

Ⅱ 健康保険法：医療保険①

健康保険法は、日本における公的医療保険制度の中核をなす法律です。

1922（大正11）年に、労働者またはその被扶養者の業務災害以外の疾病、負傷もしくは死亡または出産に関して保険給付を行い、国民の生活の安定と福祉の向上に寄与することを目的として制定されました。

1 保険者、被保険者、被扶養者

保険者とは、保険料を徴収し、保険給付を行うなどの業務を実施する主体です。

健康保険の場合には、**健康保険組合**と**全国健康保険協会**があります。

健康保険組合は、一定以上の従業員を使用する事業主（700人以上）が、単独または共同で設立し、事業主および被保険者である従業員により、組織、管掌（保険料の徴収、給付を行うこと）されます。

たとえば、「△○×株式会社」という大企業があるとしましょう。大企業の場合、「△○×健康保険組合」といった独自の健康保険組合があります。中小企業のように職場に健康保険組合がない場合には、従業員は全国健康保険協会管掌健康保険（協会けんぽ）に加入し、被保険者となります。

給付は、**被保険者**と**被扶養者**に対して行われます。

適用事業所に使用されている者は、強制的に被保険者となります。

また、被扶養者とは下記のとおりです。

(1)被保険者の直系尊属、配偶者（戸籍上の婚姻届がなくとも事実上婚姻関係と同様の人を含む）、子、孫、兄弟姉妹で、主として被保険者に生計を維持されている人

(2)被保険者と同一の世帯で、主として被保険者の収入により生計を維持されている人のうち、下記①②③の人

①被保険者の三親等以内の親族（(1)に該当する人は除く）

②被保険者の配偶者で、戸籍上婚姻の届出はしていないが事実上婚姻関係と同様の人の父母および子

③上の②の配偶者が亡くなった後における父母および子

WORDS

直系尊属

父母や祖父母のような、自分よりも上の世代で、直通する系統の親族のこと。なお、直系卑属は、子や孫などの自分より下の世代のこと

図　被扶養者の範囲(三親等の親族)

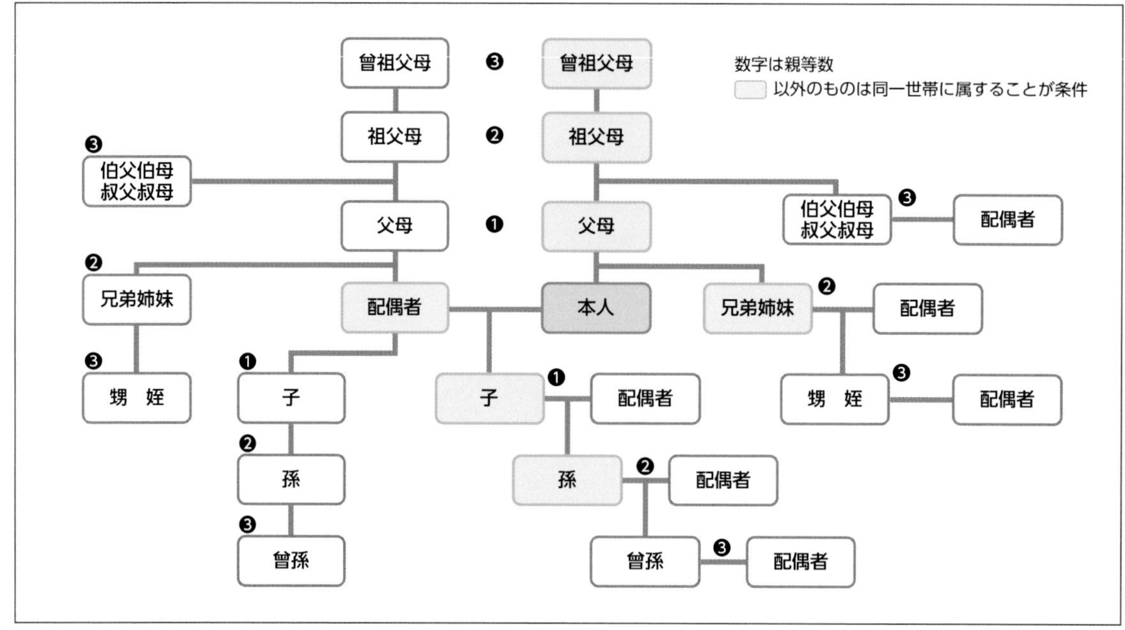

2 保険給付

被保険者、被扶養者に対してなされる保険給付には以下の種類があります。

表　保険給付の種類

療養の給付	・被保険者が業務以外の事由により病気やけがをしたときは、健康保険で治療を受けることができます。 ・①診察、②薬剤または治療材料の支給、③処置･手術その他の治療、④在宅で療養する上での管理、その療養のための世話、その他の看護、⑤病院・診療所への入院、その療養のための世話、その他の看護。 ・療養の給付は現物給付として行われ、被保険者は費用の一部である原則**3割**を支払うことになります。
入院時食事療養費	被保険者が入院時に受けた食事療養について支給されます。1食につき**460円**が支給されます。
入院時生活療養費	療養病床に入院する65歳以上の高齢者には、食事代、居住費として入院時生活療養費が支給されます。
保険外併用療養費	・健康保険では、保険が適用されない保険外診療があると保険が適用される診療も含めて、医療費の全額が自己負担となります。 ・ただし、保険外診療を受ける場合でも、厚生労働大臣の定める**評価療養**と**選定療養**については、保険診療との併用が認められており、通常の治療と共通する部分(診察・検査・投薬・入院料など)の費用は、一般の保険診療と同様に扱われ、その部分については一部負担金を支払うこととなり、残りの額は「保険外併用療養費」として健康保険から給付が行われます。
療養費	やむを得ない事情で、保険医療機関で保険診療を受けることができず、自費で受診したときなど特別な場合には、その費用について、療養費が支給されます。
高額療養費	重い病気などで病院などに長期入院したり、治療が長引く場合には、医療費の自己負担額が高額となります。そのため家計の負担を軽減できるように、一定の金額(自己負担限度額)を超えた部分が高額療養費として払い戻されます。

（続き）

高額介護合算療養費	・1年間に支払った医療保険と介護保険の自己負担額が、設定された限度額を超えた際に払い戻される支給金のことです。 ・ここでいう1年間とは、毎年8月1日から翌年の7月31日までの期間を指します。
訪問看護療養費	居宅で療養している人が、かかりつけの医師の指示に基づいて訪問看護ステーションの訪問看護師から療養上の世話や必要な診療の補助を受けた場合、その費用が、訪問看護療養費として現物給付されます。
傷病手当金	病気休業中に被保険者とその家族の生活を保障するために設けられた制度で、病気やけがのために会社を休み、事業主から十分な報酬が受けられない場合に、**賃金日額の２／３相当額が１年６か月間**支給されます。
出産育児一時金	被保険者およびその被扶養者が出産したときに**１児につき42万円**が支給されるものです。
出産手当金	被保険者が出産のために仕事を休み、給与を得られないときに出産前42日から出産後56日までの期間、給与の日額の２／３の手当金が支給されます。
移送費	病気やけがで移動が困難な患者が、医師の指示で一時的・緊急的必要があり、移送された場合は、移送費が現金給付として支給されます。
埋葬料	被保険者が亡くなったときは、埋葬を行う人に埋葬料または埋葬費が支給されます。

3 費用負担

健康保険の保険料は、原則として被保険者と事業主が半分ずつ負担します。保険料は、被保険者の給与をもとに算定されます。

Memo

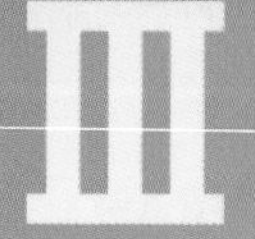

国民健康保険法：医療保険②

日本では、1922（大正11）年に初めて健康保険法が制定されましたが、これは企業の雇用者を対象としたものであり、自営業者や農業従事者などの保険制度は未整備でした。

それをカバーするために、1938（昭和13）年に国民健康保険法（旧法）が制定されました。旧法では組合方式でしたが、1958（昭和33）年に市町村運営方式になり、1961（昭和36）年には、日本国民全てが**公的医療保険**に加入する**国民皆保険制度**が整えられました。

1 保険者

国民健康保険の保険者は、都道府県、市町村、国民健康保険組合です（2018年度から都道府県も保険者となっています）。

国民健康保険組合は、同じ事業や業務に従事している300人以上の人で構成されています。都道府県、市区町村による国保が、住んでいる場所で加入資格が得られるのに対し、国民健康保険組合は、職種や業務によって加入資格が得られる点が異なります。

たとえば、弁護士のための東京都弁護士国民健康保険組合や、税理士のための関東信越税理士国民健康保険組合などがあります。

2 被保険者

市町村による国保の被保険者は、その市町村に住所をもつ者であり、被用者保険の被保険者・扶養者、生活保護の受給者以外の者です。

国民健康保険組合の場合には、その組合員とその同一世帯の家族が被保険者となります（国保保険の場合は健康保険のように被扶養者認定はありません）。

3 保険給付

国民健康保険における給付は、健康保険の給付（p.174）とほぼ同じです。

4 保険料

保険料は、市町村国保の場合は市町村が世帯主から徴収し、組合国保の場合は国民健康保険組合が組合員から徴収します。

市町村による国民健康保険の保険料は、「保険料」とよばれる場合と「保険税」とよばれる場合の2通りあります。国民健康保険法には「国民健康保険に要する費用を世帯主から徴収しなければならない」と規定されていますが、国民健康保険料と国民健康保険税のどちらの方式にするかは、保険者の裁量とされています。

つまり、同じ国保という名称であっても、地域によって「保険料」のところと「保険税」のところが存在します。保険料も保険税も、基本的には同じです。

Memo

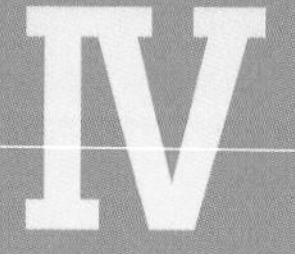

高齢者の医療の確保に関する法律：医療保険③

高齢者の医療の確保に関する法律は、1982（昭和57）年に老人保健法という名称で制定されました。

2006（平成18）年に大改正が行われ、現在の名称に改正されるとともに、75歳以上の全員が加入する**後期高齢者医療制度**（長寿医療制度）が創出されました。また、40歳以上の者の健康診断、保健指導が同制度の枠組みで行われることになりました。

1 目的

高齢者の医療の確保に関する法律の目的は、下記のように示されています。

第一条　この法律は、国民の高齢期における適切な医療の確保を図るため、医療費の適正化を推進するための計画の作成及び保険者による健康診査等の実施に関する措置を講ずるとともに、高齢者の医療について、国民の共同連帯の理念等に基づき、前期高齢者に係る保険者間の費用負担の調整、後期高齢者に対する適切な医療の給付等を行うために必要な制度を設け、もつて国民保健の向上及び高齢者の福祉の増進を図ることを目的とする。

2 後期高齢者医療制度

（1）保険者

保険者は、都道府県ごとにすべての市町村が加入する**後期高齢者医療広域連合**です。

広域連合とは、複数の普通地方公共団体や特別区が、行政サービスの一部を共同で行うことを目的として設置する組織のことです。保険料の徴収は市町村が行います。

(2)被保険者

被保険者は、広域連合の区域内に住所を有する**75歳以上**の者、および、65歳以上で一定程度の障害の状態にあるとして広域連合の認定を受けた者です。

これらの方々は、加入中の医療保険(健康保険組合、国民健康保険など)から脱退し、後期高齢者医療制度に加入します。健康保険組合の被扶養者も対象となります。 加入するときに、1人に1枚ずつ後期高齢者医療被保険者証が交付されます。

3 保険の給付

後期高齢者制度における給付は、健康保険の給付(p.174)とほぼ同じです。

4 費用の負担

後期高齢者の保険料*(**1割**)、現役世代からの負担(**4割**)、公費(**5割**)を財源としています。

＊2022年10月1日より後期高齢者の被保険者全体のうち、約20%(一定以上の所得がある方)が2割負担となる。

Memo

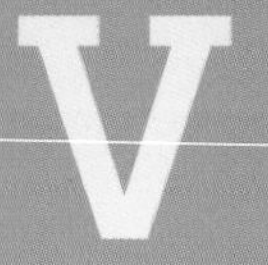

年金保険とは

年金保険には、公的年金と私的年金がありますが、ここでは厚生年金や国民年金のように加入が義務付けられている公的年金について説明します。

人生には、自分や家族の加齢、障害、死亡など、さまざまな要因で、自立した生活が困難になるリスクがあります。こうした生活上のリスクは、予測することができないため、個人だけで備えるには限界があります。

そこで、これらに備えるための仕組みが、**公的年金制度**です。公的年金には、**老齢年金保険**、**障害年金保険**、**遺族年金保険**があります。以下では、老齢年金保険である、国民年金と厚生年金について説明します。

日本の公的年金は、日本に住んでいる20歳以上60歳未満のすべての人が加入する**国民年金**（**基礎年金**）と、会社などに勤務している人が加入する**厚生年金**の２階建てになっています。

図　公的年金のしくみ

Ⅵ 国民年金法：年金保険①

1 国民年金制度の目的

国民年金制度は、日本国憲法25条２項に規定されている、「国は、すべての生活部面について、社会福祉、社会保障及び公衆衛生の向上及び増進に努めなければならない」という理念に基づき、老齢、障害、死亡によって国民生活の安定が損なわれることを、国民の共同連帯によって防止し、健全な国民生活の維持や向上に寄与することを目的としています。

2 被保険者

国民年金は、日本国内に住む20歳以上60歳未満のすべての人が加入します。

被保険者は下記のように分類されます。

第１号被保険者：20歳以上60歳未満の自営業、農林漁業、自由業、フリーター、学生、無職の人など
第２号被保険者：厚生年金や共済組合などに加入している会社員、公務員など
第３号被保険者：20歳以上60歳未満の、厚生年金や共済組合の加入者に扶養されている配偶者

令和４年度の保険料は１か月16,590円になります。

保険料は、第１号被保険者は自分で納めますが、第2号や第３号被保険者については、国民年金保険料が厚生年金保険料·共済組合掛金に含まれるので、自分で納める必要はありません。

3 障害基礎年金

病気やけががもとで、障害の状態（１級、２級）になった場合で、国民年金保険料の納付要件などを満たしたときは、障害基礎年金が支給されます。

4 遺族基礎年金

国民年金に加入している人や、老齢基礎年金の受給資格期間を満たした人などが死亡した場合で、国民年金保険料の納付要件などを満たしたときは、その人によって生計が維持されていた「子のある妻」または「子のある夫」、「子」に支給されます。

「子」は、18歳に到達した年度末までの子か、20歳未満の障害のある子です。

Memo

Ⅶ 厚生年金保険法：年金保険②

厚生年金制度は、労働者の老齢、障害、死亡について保険給付を行い、労働者やその遺族の生活の安定と福祉の向上に寄与することを目的として1942（昭和17）年に創設された、民間企業で働く会社員を対象とした公的年金制度です。

国民年金は、日本国内に住む20歳以上60歳未満のすべての人が加入しますので、国民年金に上乗せした形で管理・運営されています。

被保険者は、年収の一定割合の保険料を事業者と被用者で折半して支払います。

原則として10年以上加入、満60歳などの条件を満たした場合に受給資格が得られます。

Memo

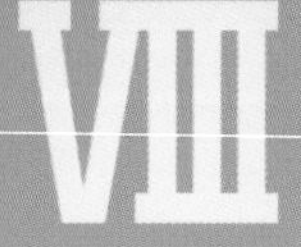

介護保険法：介護保険

少子高齢化や核家族化に伴い、被介護者を家族だけで支えるのは難しくなっています。

そこで、被介護者の自立を支援したり、介護する側の家族の負担を軽減できるようサポートしたりと、介護者・被介護者の双方が安心して生活できる社会を目指し、1997（平成9）年に介護保険法が制定され、2000（平成12）年から施行されています。

1 目的

介護保険法の目的は、下記のように示されています。

> 第一条　この法律は、加齢に伴って生ずる心身の変化に起因する疾病等により要介護状態となり、入浴、排せつ、食事等の介護、機能訓練並びに看護及び療養上の管理その他の医療を要する者等について、これらの者が尊厳を保持し、その有する能力に応じ自立した日常生活を営むことができるよう、必要な保健医療サービス及び福祉サービスに係る給付を行うため、国民の共同連帯の理念に基づき介護保険制度を設け、その行う保険給付等に関して必要な事項を定め、もって国民の保健医療の向上及び福祉の増進を図ることを目的とする。

2 保険者

介護保険の保険者は、市町村および特別区（東京23区）です。

3 被保険者

介護保険の被保険者は**第１号被保険者**と**第２号被保険者**に分けられます。

第１号被保険者は、市町村の区域内に住所を有する**65歳以上**の者です。

第２号被保険者は、市町村の区域内に住所を有する**40歳以上65歳未満**の医療保険加入者です。

保険料は、第１号被保険者の場合には、原則、年金からの天引きとなり、第２号被保険者については医療保険料と一緒に徴収されます。

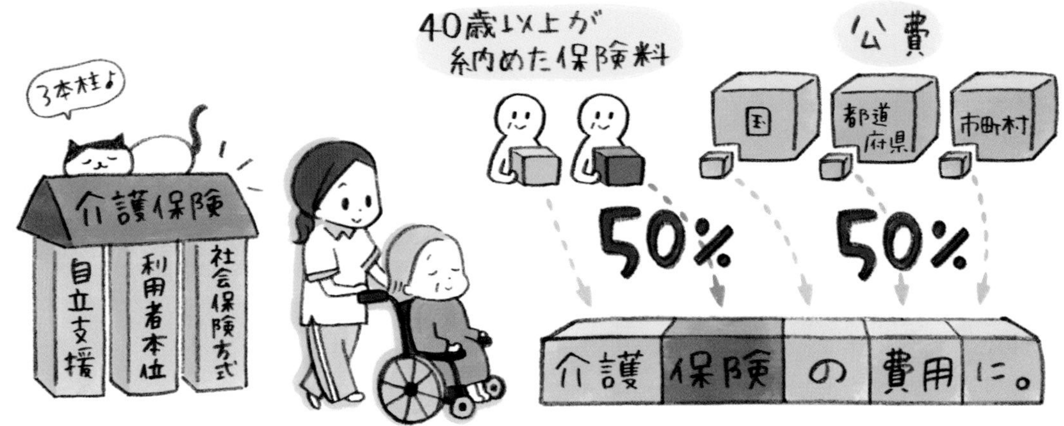

3つの柱は「自立支援」「利用者本位」「社会保険方式」

国民が納めた保険料と、国・都道府県・市町村の公費を充てる

4 保険の給付

介護保険給付は、利用者が受けた介護サービスの費用を、市区町村が代わりに負担する形で支給されます。介護保険の給付には、**介護給付**、**予防給付**、**市町村特別給付**があります。

介護給付は、日常生活に介護が必要と判断された人に給付され、要介護１～５と認定された人が対象となります。

予防給付は、日常生活に支援が必要と判断された人に給付され、要支援１および２と認定された人が対象となります。

市町村特別給付は、介護保険法に定められていないサービスを市町村が条例に基づいて提供するもので、各自治体によってサービス内容は異なります。

（1）介護給付

介護給付とは、**要介護状態**に関する給付のことです。

要介護状態とは、身体上または精神上の障害があるために、入浴、排泄、

食事などの日常生活における基本的な動作の全部または一部について、**6か月**にわたり継続して、常時介護を要すると見込まれる状態であって、その介護の必要の程度に応じて厚生労働省令で定める要介護状態区分のいずれかに該当するものをいいます。要介護状態は1～5に区分され、5が一番重度の状態です。

介護給付には、下記があります。

①居宅介護サービス費の給付
②特例居宅介護サービス費の支給
③地域密着型介護サービス費の支給
④特例地域密着型介護サービス費の支給
⑤居宅介護福祉用具購入費の支給
⑥居宅介護住宅改修費の支給
⑦居宅介護サービス計画費の支給
⑧特例居宅介護サービス計画費の支給
⑨施設介護サービス費の支給
⑩特例施設介護サービス費の支給
⑪高額介護サービス費の支給
⑫特定入所者介護サービス費の支給
⑬特例特定入所者介護サービス費の支給

この中でも**①居宅介護サービス費の支給**、**⑨施設介護サービス費の支給**が重要ですので、以下に居宅介護サービスの種類と内容、介護保険施設の種類をまとめます。

表　介護保険の居宅サービス

訪問介護	利用者の自宅に訪問して買い物や掃除、食事や排泄の介助などを行います
訪問入浴介護	利用者の自宅に訪問し、移動式浴槽を用いて入浴などを行います
訪問看護	利用者の自宅に訪問して、医師の指示に基づく医療処置、医療機器の管理、床ずれ予防・処置などの療養上の世話または必要な診療の補助を行います
訪問リハビリテーション	利用者の自宅に訪問してリハビリテーションの指導・支援などを行います
居宅療養管理指導	利用者の自宅に訪問して、療養上の管理・指導・助言などを行います
通所介護	デイサービスともいい、デイサービスセンターや特別養護老人ホームなどの福祉施設で受けられるサービスです。食事や入浴、レクリエーション、機能維持のための訓練などを行います
通所リハビリテーション	デイケアサービスともいい、病院や介護老人保健施設などの医療施設で受けられるサービスです。主治医の指示のもと、療法士による作業療法、理学療法、言語聴覚療法などのリハビリテーションを行います
短期入所生活介護	特別養護老人ホームなどの施設に短期間入所し、食事、入浴、その他の必要な日常生活上の支援や機能訓練などを行います
短期入所療養介護	介護老人保健施設や診療所、病院などに短期間入所し、医師や看護職員、理学療法士などによる医療や機能訓練、日常生活上の支援などを行います
特定施設入居者生活介護	有料老人ホームやグループハウスなどにおいて、食事や排泄の介護、リハビリテーションやレクリエーションなどを提供します
福祉用具貸与	利用者に、車椅子や特殊ベッドなどの福祉用具を貸与します
特定福祉用具販売	利用者に、腰掛便座、特殊尿器、入浴補助用具などの福祉用具を販売します

表　介護保険施設

介護老人福祉施設	老人福祉法に規定する特別養護老人ホーム（入所定員が30以上であるもの）であって、入所する要介護者に対し、施設サービス計画に基づいて、入浴、排泄、食事などの介護その他日常生活上の世話、機能訓練、健康管理および療養上の世話を行います
介護老人保健施設	要介護者であって、主としてその心身の機能の維持回復を図り、居宅における生活を営むことができるようにするための支援が必要である者に対し、施設サービス計画に基づいて、看護、医学的管理の下における介護および機能訓練その他必要な医療並びに日常生活上の世話を行うことを目的とする施設
介護医療院	要介護者であって、主として長期にわたり療養が必要である者に対し、施設サービス計画に基づいて、療養上の管理、看護、医学的管理の下における介護および機能訓練その他必要な医療並びに日常生活上の世話を行うことを目的とする施設。2017（平成29）年改正の介護保険法によって法律に位置づけられました
介護療養型医療施設	療養病床などを有する病院または診療所であって、当該療養病床などに入院する要介護者に対し、施設サービス計画に基づいて、療養上の管理、看護、医学的管理の下における介護その他の世話および機能訓練その他必要な医療を行うことを目的とする施設。2017年に廃止が決まり、2024年3月31日まで経過措置がとられています

（2）予防給付

予防給付は、**要支援状態**に関する給付のことです。

要支援状態とは、身体上もしくは精神上の障害があるために入浴、排泄、食事などの日常生活における基本的な動作の全部もしくは一部について**6か月**にわたり継続して常時介護を要する状態の軽減もしくは悪化の防止にとくに資する支援を要すると見込まれ、または身体上もしくは精神上の障害があるために厚生労働省令で定める期間にわたり継続して日常生活を営むのに支障があると見込まれる状態であって、支援の必要の程度に応じて厚生労働省令で定める要支援状態区分のいずれかに該当するものをいいます。

要支援認定は、日常生活はほぼ自分でできるが、現状を改善し、要介護状態予防のために少し支援が必要な**要支援１**と、日常生活に支援が必要だが、要介護には至らず、改善する可能性が高い**要支援２**に分けられます。

予防給付には、下記があります。

①介護予防サービス費の支給
②特例介護予防サービス費の支給
③地域密着型介護予防サービス費の支給
④特例地域密着型介護予防サービス費の支給
⑤介護予防福祉用具購入費の支給
⑥介護予防住宅改修費の支給
⑦介護予防サービス計画費の支給
⑧特例介護予防サービス計画費の支給
⑨高額介護サービス費の支給
⑩特定入所者介護予防サービス費の支給
⑪特例特定入所者介護予防サービス費の支給

5 要介護認定および要支援認定

介護給付を受けるには要介護認定を、予防給付を受けるには要支援認定を、それぞれ受ける必要があります。

要介護・要支援の認定の手順は次のとおりです。すなわち、①被保険者の申請を受けて、②市町村が被保険者の心身の状況を訪問調査するとともに、主治医の意見を聞き（主治医意見書）、③調査結果などを**介護認定審査会**に示し審査・判定を依頼、④介護認定審査会は審査・判定を行い、⑤市町村は介護認定審査会の審査・判定に基づき認定を行います。

6 介護支援専門員

介護支援専門員は、介護保険法に規定された専門職で、居宅介護支援事業所や介護保険施設に必置とされている職種で、一般にケアマネジャー（略してケアマネ）ともよばれています。

介護支援専門員は、利用者本人、その家族と相談して、要介護状態区分に応じたケアプラン（居宅サービス計画、施設サービス計画）を作成します。利用者は、それらの計画に基づきサービス事業者からサービス提供を受けることになります。

7 利用者の負担

在宅サービスを利用する際には、要介護状態区分別に介護保険で利用できる１か月の上限額（支給限度基準額）が決められています。利用者は、原則としてサービス費用の１割、２割または３割を負担します（収入280万円以上が２割、340万円以上が３割）。支給限度基準額を超えた分については、全額自己負担になります。

施設サービスを利用する際には、原則としてサービス費用の１割、２割または３割を負担し、居住費、食費、日常生活費については利用者が全額を負担します。

IX 雇用保険法：雇用保険

1 雇用保険とは

多くの人々が、企業などで仕事をして給与を得ることによって生計を立てています。それゆえに、失業してしまうと生活の糧を失ってしまうことになります。そのような失業のリスクをカバーするのが雇用保険です。

雇用保険とは、労働者が失業してその所得の源泉を喪失した場合、労働者について雇用の継続が困難となる事由が生じた場合や労働者が自ら職業に関する教育訓練を受けた場合に、生活や雇用の安定と就職の促進のために失業等給付を支給する制度です。

雇用保険は政府が管掌する強制保険制度であり、保険料は企業と被雇用者が分担して支払います。

ちなみに、よく失業保険という言葉が使われることがありますが、**雇用保険と同じ意味**です。

2 目的

雇用保険の目的は、下記のように示されています。

> 第一条　雇用保険は、労働者が失業した場合及び労働者について雇用の継続が困難となる事由が生じた場合に必要な給付を行うほか、労働者が自ら職業に関する教育訓練を受けた場合に必要な給付を行うことにより、労働者の生活及び雇用の安定を図るとともに、求職活動を容易にする等その就職を促進し、あわせて、労働者の職業の安定に資するため、失業の予防、雇用状態の是正及び雇用機会の増大、労働者の能力の開発及び向上その他労働者の福祉の増進を図ることを目的とする。

この雇用保険法は、1974（昭和49）年に制定されました。

もともとは、失業保険法という名称でしたが、1974（昭和49）年の改正で現在の名称になっています。

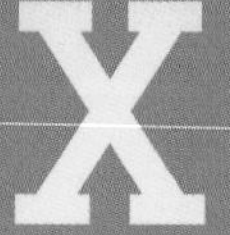

労働者災害補償保険法：労災保険

1 労災保険とは

労災保険とは、仕事中や通勤中に、事故や災害などにあって、けがをしたり、病気になったり、身体に障害が残ったり、死亡した場合などに保障を行う制度です。また、災害にあった被保険者の社会復帰や、被保険者の遺族への援助なども行います。

けがや病気の保証という点では、健康保険と役割が重なりますが、健康保険とはどこが違うのでしょうか？

通勤途中や仕事中におけるけがや、仕事内容が関係する病気などが労災保険の範囲であるのに対し、仕事中や通勤中以外でのけが、出産、仕事に関係のない病気などが健康保険の範囲になります。

原則として従業員を雇用している全ての事業に適用され、一人でも労働者を雇用している事業所は、事業を始めた日から強制的に労災保険の適用事業所となります。

2 目的

労働者災害補償保険の目的は、下記のように示されています。

> **第一条　労働者災害補償保険は、業務上の事由又は通勤による労働者の負傷、疾病、障害、死亡等に対して迅速かつ公正な保護をするため、必要な保険給付を行い、あわせて、業務上の事由又は通勤により負傷し、又は疾病にかかつた労働者の社会復帰の促進、当該労働者及びその遺族の援護、労働者の安全及び衛生の確保等を図り、もつて労働者の福祉の増進に寄与することを目的とする。**

この労働者災害補償保険法は、1947（昭和22）年に制定されました。

労災保険は、原則として従業員を雇用している全ての事業に適用され、一人でも労働者を雇用している事業所は、事業を始めた日から強制的に労災保険の適用事業所となります。労働者災害補償保険は、政府が管掌します。

IN CONCLUSION

●社会保険とは、病気、高齢、失業、労働災害、介護などの、さまざまな事柄に備えてあらかじめ社会的供出をすることで、リスクを軽減する仕組みである。

●日本では国民皆保険制度が導入されているため、すべての国民がなんらかの公的医療保険に加入している。

●日本の公的年金制度には、老齢年金保険、障害年金保険、遺族年金保険がある。なかでも老齢年金保険は、国民年金(基礎年金)と厚生年金という2階建ての仕組みになっている。

●介護保険の給付には、介護給付、予防給付、市町村特別給付がある。介護給付は要介護状態への給付のことで、要介護状態は1～5に区分される。予防給付は要支援状態への給付のことで、要支援状態は1と2に分けられる。

「保険」という言葉を日本で広めたのは福澤諭吉らしいのですが、リスクに備えるという考え方自体はもっと昔からあるようです。人間の知恵だニャー。

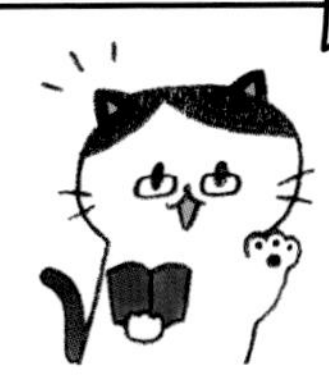

Memo

第8章
労働に関する法

各種国家試験を突破して、免許を取得した後、皆さんの多くはさまざまな医療機関に勤務することになると思います。医療機関に勤務するということは、その経営主体である医療法人と雇用契約を結ぶということです（国立病院や、市立病院などに勤務する場合には公務員となるため、少し事情は異なります）。

ところで、契約とは民法の領域のお話ですが、民法には契約自由の原則というものがあり、だれと契約を結んでも、どのような条件で契約をしても自由ということになります。これは、契約の当事者が社会において対等であることを前提としています。

しかし、「雇う人・雇われる人」、「家を貸す人・借りる人」といったように、社会における契約関係の当事者は、必ずしも対等とはいえない場合があります。対等ではないために、不利な条件で契約をしなければならなくなったり、貸主や雇主の都合で、家を解約されたり、解雇されたりしてしまうかもしれません。

そこで、雇用関係や借地借家関係において、契約当事者の力関係の違いを修正するために、民法の特別法が制定されています。その一つが労働基準法なのです。

I 労働基準法

憲法27条は、「賃金、就業時間、休息その他の勤労条件に関する基準は、法律でこれを定める」としています。これに基づいて1947（昭和22）年に制定されたのが労働基準法です。

みなさんの多くはアルバイトを経験したことがあると思いますが、８時間以上働くときに必ず１時間休憩を取らされたと思います。これは、労働基準法が、労働時間が８時間を超える場合に少なくとも１時間の休憩時間を労働時間の途中に与えなければならない、と定めているからです。

このように、労働基準法は労働者が人間らしい生活をできるように、労働条件の最低基準について定めています。その内容は、労働契約、賃金、労働時間、休憩、休日、有給休暇など、多岐にわたります。

ちなみに、労働基準法は、労働組合法、労働関係調整法と合わせて**労働３法**とよばれています。

はい、じゃあ
１時間休憩
行ってきてね
わかりました！
休
働
労働基準法の34条が守られてるニャ！

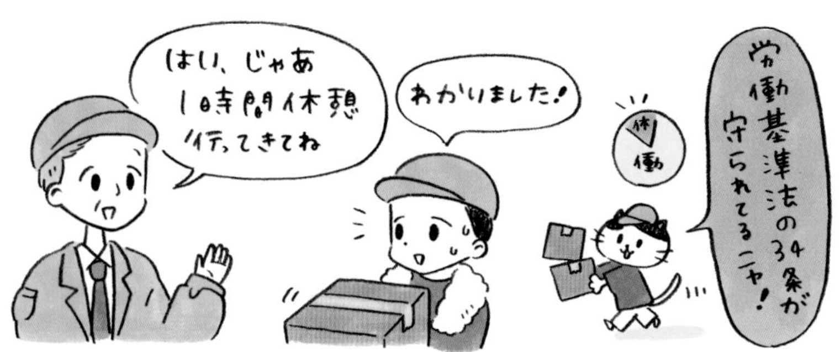

1 定義

労働基準法において、労働者とは、「職業の種類を問わず、事業又は事務所（以下「事業」という。）に使用される者で、賃金を支払われる者」と定義されており、そして、使用者とは、「事業主又は事業の経営担当者その他その事業の労働者に関する事項について、事業主のために行為をするすべての者」と定義されています。

また、賃金とは、「賃金、給料、手当、賞与その他名称の如何を問わず、労働の対償として使用者が労働者に支払うすべてのもの」と定義されており、そして、平均賃金とは、「これを算定すべき事由の発生した日以前三箇月間にその労働者に対し支払われた賃金の総額を、その期間の総日数で除した金額」と定義されています。

2 労働契約

使用者と労働者との間で結ばれる契約を**労働契約**といいます。

労働契約においては、使用者は、賃金、労働時間などといった、労働条件を明示しなければなりません。明示された労働条件が事実と相違する場合は、労働者は、即時に労働契約を解除することができます。

また、労働基準法で定める基準に達しない労働条件を定める労働契約は、その部分が無効となります。この場合、無効となった部分は、労働基準法で定める基準となります。

3 解雇に関する制限

解雇は、労働者にとっては死活問題です。そのため、労働基準法においては、解雇に関するさまざまな制限が規定されています。

労働契約法では、解雇は、客観的に合理的な理由を欠き、社会通念上相当であると認められない場合は、その権利を濫用したものとして、無効とする、とされています。すなわち、だれがみてもその解雇は合理的だと思えるような理由が必要だということです。

使用者が、労働者を解雇しようとする場合は、少なくとも**30日前**にその予告をしなければなりません。30日前に予告をしない使用者は、**30日分以上の平均賃金**を支払わなければなりません。

また、使用者は、労働者が業務上負傷し、または疾病にかかり療養のために休業する期間とその後**30日間**、並びに女性が産前産後に休業する期間とその後**30日間**は、解雇することはできません。

4 賃金

賃金は、通貨で、直接労働者に、その全額を支払わなければなりません。

また、毎月1回以上、一定の期日を定めて支払わなければなりません。

使用者を原因とする休業の場合は、使用者は、休業期間中その労働者に、その平均賃金の**6割以上の休業手当**を支払わなければなりません。

5 労働時間、休憩、休日および年次有給休暇

(1)労働時間

使用者は、労働者に、休憩時間を除き**1日に8時間**、**1週間について40時間**を超えて、労働させてはなりません。

しかし、それは原則であり、使用者は、労働者の過半数で組織する労働組合がある場合はその労働組合、労働者の過半数で組織する労働組合がない場合には労働者の過半数を代表する者との協定(通称「36協定」とよばれます)や就業規則などにより、1か月以内の一定の期間を平均し1週間当たりの労働時間が40時間を超えない定めをしたときは、特定の日に8時間、特定の週に40時間を超えて労働させることができます。

(2)休憩時間、休日

使用者は、労働時間が6時間を超える場合においては少なくとも45分、8時間を超える場合においては少なくとも1時間の休憩時間を、労働時間の途中に与えなければなりません。

ここで第1章の復習ですが、「超える」ということは基準点を含まないので、8時間働いた場合には45分の休憩になりますので注意してください。

次に、休日に関しては、使用者は休日を少なくとも毎週1回与えなければなりません。また、使用者は、その雇入れの日から起算して6か月間継続勤務し全労働日の8割以上出勤した労働者に対して、10日の有給休暇を与えなければなりません。

6 妊産婦

妊産婦とは、妊娠中および産後1年を経過しない女性のことです。労働基準法では、妊産婦についてさまざまな配慮をすべき旨が規定されています。

使用者は、6週間以内に出産する予定の女性が休業を請求した場合においては、その者を就業させてはならないとされています。また、産後8週間を経過しない女性を就業させることはできません。ただし、産後6週間を経過した女性が請求した場合において、医師により支障がないと認められた業務に就かせることは、差し支えありません。

使用者は、妊産婦が請求した場合には、1週間40時間、1日8時間の法定労働時間を超える労働、時間外労働、休日労働、深夜労働させることはできません。

また、生後満1年に達しない生児を育てる女性は、休憩時間のほか、1日2回各々少なくとも30分、その生児を育てるための**育児時間**を請求することができます。これは、育児・介護休業法の育児休暇とは別のものですので注意してください。

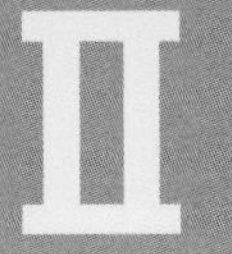

育児休業、介護休業等育児又は家族介護を行う労働者の福祉に関する法律（育児・介護休業法）

出産・子育てと仕事の両立は難しい問題です。

これを読んでいる皆さんのなかにも、出産･子育てと仕事を両立できるのか、子育てのために休職したあとにもとの仕事に復帰できるのか、といった不安を抱いている方も多いのではないでしょうか。

また、親や親族の介護を理由とした離職も社会問題となっています。日本では、少子高齢化が問題となっていますが、出産・子育て・介護と仕事とが二者択一の選択にならないように、安心して出産、子育て、介護ができるように支援する必要があります。

そのために1992（平成4）年に制定されたのが、育児休業、介護休業等育児又は家族介護を行う労働者の福祉に関する法律（育児・介護休業法）です。

1　目的

育児・介護休業法の目的は、下記のように示されています。

> 第一条　この法律は、育児休業及び介護休業に関する制度並びに子の看護休暇及び介護休暇に関する制度を設けるとともに、子の養育及び家族の介護を容易にするため所定労働時間等に関し事業主が講ずべき措置を定めるほか、子の養育又は家族の介護を行う労働者等に対する支援措置を講ずること等により、子の養育又は家族の介護を行う労働者等の雇用の継続及び再就職の促進を図り、もってこれらの者の職業生活と家庭生活との両立に寄与することを通じて、これらの者の福祉の増進を図り、あわせて経済及び社会の発展に資することを目的とする。

2　育児休業

労働者が、原則としてその**１歳に満たない子**を養育するためにする休業を**育児休業**といいます。

育児休業については、2021（令和3）年に育児・介護休業法が大幅に改正されました。

育児休業は、日々雇用を除く労働者が対象になります。有期契約労働者の場合は、子が１歳６か月を経過する日までに労働契約期間が満了し、更新されないことが明らかでないこと、の要件を満たす必要があります。

現行の育児休業は、原則として１人の子につき２回(2022年10月１日以前は１回)、子が１歳に達するまでの期間(一定の事由に該当する場合は最長２年)に取得可能ですが、これに加えて2022年10月１日から子の出生後８週間以内に４週間まで(分割して２回)取得可能です。これは、産後パパ育休(出生時育児休業)とよばれます。

3 介護休業

介護休業制度は、労働者が**要介護状態**にある対象家族を介護するために一定の期間休業することができる制度です。

要介護状態とは、負傷、疾病または身体上もしくは精神上の障害により、厚生労働省令で定める期間にわたり常時介護を必要とする状態と定義されています(p.179)。

対象家族となるのは配偶者、父母、子、配偶者の父母、祖父母、兄弟姉妹、孫であり、配偶者については事実婚を含みます。また、父母、子は養子、養親を含みます。

介護休業をすることができるのは、要介護状態にある対象家族を介護する日々雇用者を除く労働者です。有期契約労働者の場合は、①同一の事業主に引き続き１年以上雇用されていること、②取得予定日から起算して93日を経過する日から６か月を経過するまでの間に、労働契約の期間が満了することが明らかでないこと、の要件を満たす必要があります。

介護休業をすることができるのは、対象家族１人につき、**３回まで、通算して93日**を限度とし、原則として労働者が申し出た期間です。

4 子の看護休暇

子の看護休暇とは、負傷し、または疾病にかかった子の世話または疾病の予防を図るために必要な世話を行う労働者に対し与えられる休暇です。

小学校就学前の子を養育する労働者は、事業主に申し出ることにより、１年度において５日(その養育する小学校就学の始期に達するまでの子が２人以上の場合にあっては10日）を限度として、子の**看護休暇**を取得することができます。

子の看護休暇は、1時間単位で取得することができます。

5 不利益取扱いの禁止

労働者に対して育児休業、介護休業、看護休暇の申出・取得などを理由とする解雇といった不利益取扱いを禁止しています。

その他、使用者に対して、短時間勤務などの措置、時間外労働の制限、深夜業の制限、転勤についての配慮などのさまざまな措置を義務付けています。

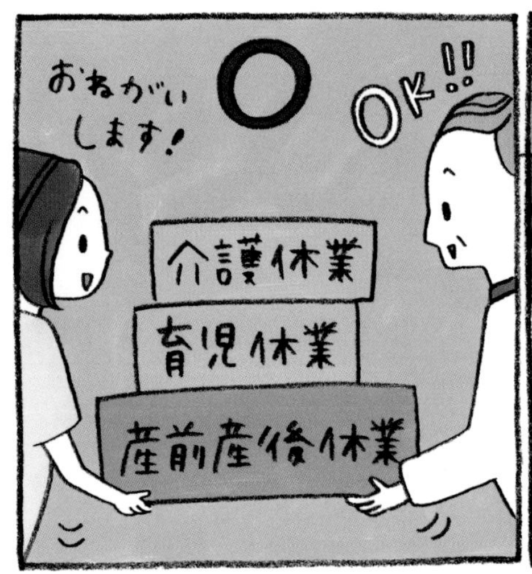

労働者が事業主に育児・介護休業等を申し出る

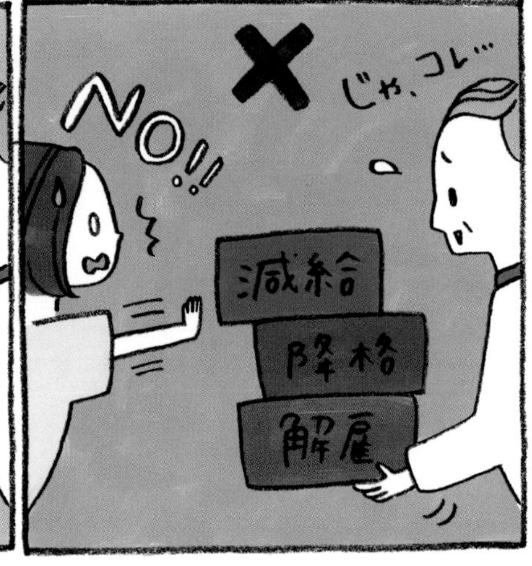

事業主はそれに対して不利益な取扱いをしてはならない

Ⅲ 労働安全衛生法

労働安全衛生法は、労働基準法と相まって(互いに作用しあって)、労働災害の防止のための危害防止基準の確立、責任体制の明確化、自主的活動の促進の措置を講じるなど、その防止に関する総合的計画的な対策を推進することにより、職場における労働者の安全と健康を確保するとともに、快適な職場環境の形成を促進することを目的として、1972(昭和47)年に制定されました。

労働安全衛生関連の規定については、もともと労働基準法のなかにありましたが、それが分離され、独自の法として制定されました。

1 安全衛生管理体制

(1)総括安全衛生管理者

総括安全衛生管理者は、一定の規模の事業場ごとに選任が義務付けられているものです。

「事業場」とは、同じ場所で関連する組織的な作業をできる場所の単位のことで、同じ会社であっても、支店、支社、店舗ごとに１事業場となります。

常時100人以上の労働者を使用する林業、鉱業、建設業、運送業、清掃業、常時300人以上の労働者を使用する製造業(物の加工業を含む)、電気業、ガス業、熱供給業、水道業、通信業、各種商品卸売業などが対象となります。

総括安全衛生管理者は、安全管理者、衛生管理者を指揮して、①労働者の危険または健康障害を防止するための措置に関すること、②労働者の安全または衛生のための教育の実施に関すること、③健康診断の実施といった健康の保持増進のための措置に関すること、④労働災害の原因の調査や再発防止対策に関することなどの業務を行います。

総括安全衛生管理者は、事業場においてその事業の実施を統括管理する者を充てなければなりません。事業の実施を統括管理する者とは、その事業場における事業の実施について実質的に統括管理する権限や責任を有する者であることとされています。

(2)安全管理者、衛生管理者、産業医

常時50人以上の労働者を使用する一定の事業場では、**安全管理者**を選任しなければなりません。安全管理者は安全に関する技術的事項を管理します。

常時50人以上の労働者を使用する事業場では、**衛生管理者**を選任しなければなりません。衛生管理者は、衛生に関する技術的事項を管理します。

常時50人以上の労働者を使用する事業場では、**産業医**を選任しなければなりません。産業医は健康診断、衛生教育、労働者の健康の保持・増進に関する健康管理などを行います。

産業医は、労働者の健康を確保するため必要があると認めるときは、事業者に対し、労働者の健康管理などについて必要な勧告をすることができ、事業者は、産業医からの勧告を受けたときは、これを尊重しなければなりません。

2 ストレスチェック

事業者は、常時使用する労働者に対して、医師、保健師などによる心理的な負担の程度を把握するための検査(ストレスチェック)を実施しなければなりません。

実施者は、医師、保健師または厚生労働大臣が定める研修を修了した看護師もしくは精神保健福祉士です。

検査結果は、検査を実施した医師、保健師などから直接本人に通知され、本人の同意なく事業者に提供することは禁止されます。

また、検査の結果、一定の要件に該当する労働者から申出があった場合、医師による面接指導を実施することが事業者の義務となります。

なお、申出を理由とする不利益な取扱いは禁止されます。

上記の面接指導の結果に基づき、医師の意見を聴き、必要に応じ就業上の措置を講じることが事業者の義務となります。

3 健康診断

事業者は、常時使用する労働者に対し、1年以内ごとに1回、定期に、以下の項目について医師による健康診断を行わなければなりません。

1 既往歴および業務歴の調査
2 自覚症状および他覚症状の有無の検査
3 身長、体重、腹囲、視力、聴力の検査
4 胸部X線検査、喀痰検査
5 血圧の測定
6 貧血検査
7 肝機能検査
8 血中脂質検査
9 血糖検査
10 尿検査
11 心電図検査

事業者は、有害な業務で、政令で定めるものに従事する労働者に対し、医師による特別の項目についての健康診断を行わなければなりません。

事業者は、健康診断の結果に基づき、労働者の健康を保持するために必要な措置について、医師または歯科医師の意見を聴かなければなりません。

事業者は、医師または歯科医師の意見を勘案し、必要があると認めるときは、その労働者の実情を考慮して、就業場所の変更、作業の転換、労働時間の短縮、深夜業の回数の減少などの措置を講じるほか、作業環境測定の実施、その他の適切な措置を講じなければなりません。

IN CONCLUSION

- 労働基準法では、労働者と使用者の間で雇用契約を結ぶ際に踏まえるべき、労働条件の最低基準を定めている。その内容は、賃金、労働時間、休憩、休日、有給休暇など、多岐にわたる。
- 労働基準法は、ほかの労働組合法、労働関係調整法と合わせて、労働3法とよばれている。
- 育児・介護休業法によって、労働者が育児休業・介護休業・子の看護休暇などを申出・取得した際、それを理由にした解雇などの不利益取扱いが禁じられている。
- 労働安全衛生法では、ストレスチェックや健康診断など、事業者が労働者に対して実施しなければならない事柄が定められている。

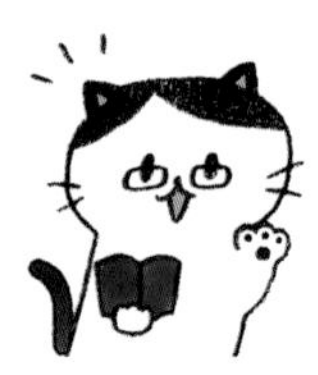

いい仕事をするためには十分な休息が欠かせません！
猫が爪とぎをするのも鋭い爪を維持するためだからニャ……

第9章
医療事故が起きたときの責任

「To error is human（人はだれでも間違える）」という言葉があるように、どんなに真剣に、また慎重に医療に取り組んでいても、医療事故は起きる可能性があります。

医療に従事する人間として、まずは、事故が発生しないように全力を尽くすのが最優先ですが、万が一に事故が発生したときに、適正に対処するためにも、医療事故が発生したときにはどのような責任が発生するのかを知っておく必要があります。

医療事故が発生したときには、医療従事者には、民事上の責任、刑事上の責任、行政上の責任が発生する可能性があります。これらの責任はそれぞれ独立したものであり、全部の責任が発生する場合もあれば、1つだけ発生する場合もありますし、どの責任も発生しない場合もあります。

本章では、それぞれの責任の発生要件について解説をしていきます。

I 民事上の責任

まず、民事上の責任について説明することにします。

民事上の責任とは、患者に生じた損害を賠償する責任です。

医療過誤が生じたことで、民事上の責任が発生する根拠には、他人の権利を違法に侵害して損害を与えたとする**不法行為責任**(民法709条)と、病気やけがの治療を最善の注意をもって行うという契約に反して損害を与えたとする債務不履行責任(民法415条)とがあります。

これら二つの責任の組み立て方の違いについて、これまでは、かなり難しい議論がなされてきましたが、現在はどちらの構成で訴訟を起こしても実質的には変わらないとされています(時効の期間などの若干の違いはあります)。

1 不法行為の要件

まず、不法行為の成立要件から説明しましょう。

不法行為が成立するためには、①故意または過失、②因果関係、③他人の権利の侵害、④損害の発生、の各要件を、損害賠償請求する側が証明しなければなりません。

(1)故意または過失

故意というのは、「わざと」「意図的に」という意味ですが、医療訴訟においては、故意が問題となることはほとんどありません。

重要なのは**過失**の概念になります。

日常的には、過失とは「うっかり、不注意で」という意味で用いられます。しかし、法律の世界では、過失は「ある結果の発生を予見することができたにもかかわらず、それを回避する義務を尽くさなかったこと」、すなわち、注意義務に違反したことを意味します。

最高裁判所(最高裁昭和36年2月16日判決)は、医師に要求される注意義務を、「実験上必要とされる最善の注意義務」であるとしています。さらに、のちの最高裁判所は最善の注意義務の基準は、「診療当時のいわゆる臨床医学の実践における医療水準」であるとしています。

ここで**医療水準**という言葉が出てきましたが、これはみんなが普段やっているとおりにやればいい、つまり医療慣行に従えばいい**ということではありません**。一般的な慣行が、医学的に合理性を有するということなどが説明できなければなりません。

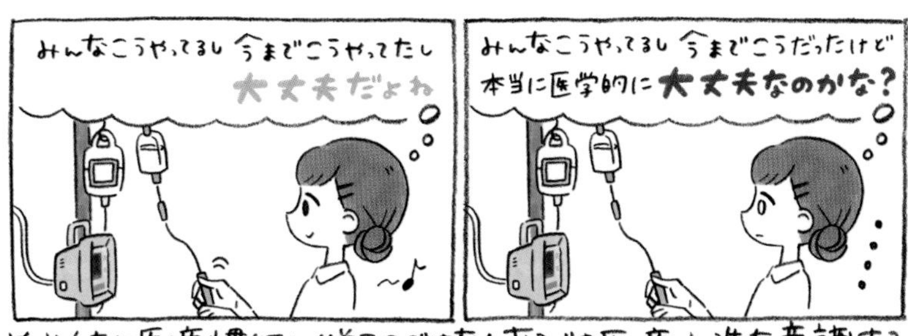

みんなこうやってるし 今までこうやってたし
大丈夫だよね
みんなこうやってるし 今までこうだったけど
本当に医学的に大丈夫なのかな？
やみくもに医療慣行に従うのではなく、あるべき医療水準を意識する。

また、医療水準を考える際には、医療機関の性格や地域の医療環境の特性などの事情を考慮すべきであるとされています。たとえば、大学病院と、皆さんの近隣の診療所では、要求される医療水準は異なるということです。

(2)因果関係

不法行為が成立するためには、「故意または過失」と「権利侵害および損害」との間に**因果関係**が存在することが必要です。

簡単にいえば、「故意または過失がなければ、権利侵害や損害が発生しなかった」ということを証明しなければならないのです。

しかし、世の中で起こっている事象には無数の要因が関わっています。それを完璧に証明することは不可能です。

そこで、最高裁判所は、「訴訟上の因果関係の立証は、一点の疑義も許されない自然科学的証明ではなく、経験則に照らして全証拠を総合検討し、特定の事実が特定の結果発生を招来した関係を是認しうる高度の蓋然性を証明することであり、その判定は、通常人が疑を差し挟まない程度に真実性の確信を持ちうるものであることを必要とし、かつ、それで足りるものである」(最高裁昭和50年10月24日判決)としました。

つまり、訴訟において被害者側が証明しなければならないのは、法的因果関係で足りるということです。

(3)権利侵害

不法行為が成立するためには、権利または法律上保護される利益が侵害されたことが必要です。

医療訴訟において侵害される権利は、主に生命や身体といった権利です。その他に、説明義務違反の場合には、自己決定権が侵害されたことになります。

（4）損害

損害とは、権利侵害によって被った不利益と考えればよいでしょう。損害を大別すると、**財産的損害**と**精神的損害**（**慰謝料**）に分かれます。

財産的損害はさらに、積極的損害と消極的損害に分けることができます。

積極的損害とは、実際に支出した。あるいは今後支出することになる費用のことであり、治療費、入院費、介護費などがこれにあたります。

消極的損害とは、不法行為が生じなければ本来得られるはずの利益のことであり、仕事を休んだために得られなかった収入や、後遺症が残存したために、将来にわたって働くことができずに得られなくなった収入などがこれにあたります。

2 債務不履行責任

次に債務不履行責任について説明します。

債務というのは、法律上の義務と考えればいいでしょう。**債務不履行**、すなわち、義務（債務）を履行しなかったことに対する責任です。

患者が医療機関に治療を依頼し、医療機関がそれを承諾すると、患者と医療機関との間に診療契約が締結されたことになります。そして、診療契約が締結された結果、医師、その他の医療関係者、医療機関は患者の疾患について最善の注意を尽くして治療するという義務を負うことになります。

医療事故により、患者が死亡したり、患者に後遺障害が残存した場合には、医師、医療機関が上記の義務を果たさなかったことになり、債務不履行責任が問われることになるのです。

＊　＊　＊

このように、民事上の責任として、不法行為責任と債務不履行責任の二つの責任が併存することになりますが、これは、二重に賠償をしなければいけないということではありません。民事訴訟を提起する場合には、どちらかの構成を選択することになるわけです。

ではどちらの構成のほうがいいのでしょうか。この点については、過去、難しい議論がなされてきましたが、どちらの構成においても患者側が証明しなければならない要件は変わらないことから、両構成の間にはほとんど違いはないと考えられています。そのため、現在は訴訟を提起する際には両方の構成で提起する場合が多く、裁判所が賠償を認める際には、どちらの構成で認めているのか明確でないものも多くあります。

3 使用者責任

たとえば、ある病院に勤務している医師が医療事故を起こした場合には、医師本人は、これまで述べてきたような**不法行為責任**、**債務不履行責任**を負いますが、その医師を雇っている立場の人(使用者)である病院が責任を負う可能性があります。

それが**使用者責任**(民法715条)です。

使用者責任の成立要件は、①被用者に不法行為が成立していること、②被用者と使用者との間で使用・被用の関係にあること、③被用者による不法行為が使用者の事業の執行についてなされたことです。

この要件をみると、医師(被用者)が不法行為責任に問われた場合に、使用者責任が成立することになりますが、債務不履行責任の場合には使用者責任は生じないのでしょうか?

債務不履行の場合には、医師は使用者である病院の契約上の義務(債務)の履行補助者として責任を負うことになります。

Memo

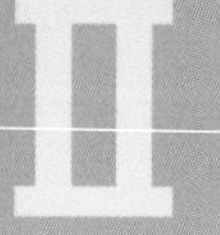

刑事上の責任

医療事故が発生し、患者が死亡したり、後遺障害を負った場合には、医療従事者は刑事上の責任として、**業務上過失致死傷罪**に問われる可能性があります。

刑法211条は、「業務上必要な注意を怠り、よって人を死傷させた者は、五年以下の懲役若しくは禁固又は百万円以下の罰金に処する」としており、非常に重い罪だということがわかります。

業務上過失致死傷罪は、①業務上必要な注意を怠り、②よって(因果関係)、③人を死傷させた場合に成立します。

①の要件については、民事上の責任で説明した注意義務違反と同様に考えることができます。

また、②の因果関係についても基本的には民事責任の場合と同様に考えることができます。ただし、刑事訴訟においては、民事訴訟においてよりも厳格な事実認定が必要となるため、民事上の責任は認められても、刑事上の責任は認められないということもあります。

Memo

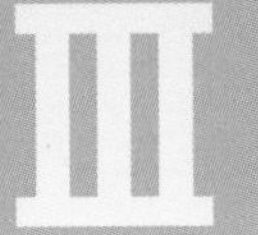

Ⅲ 行政上の責任

たとえば、保健師助産師看護師法１４条１項は、「保健師、助産師若しくは看護師が第９条各号のいずれかに該当するに至つたとき、又は保健師、助産師若しくは看護師としての品位を損するような行為のあつたときは、厚生労働大臣は、次に掲げる処分をすることができる」とし、その行政処分の内容として、戒告、３年以内の業務の停止、免許の取消し、以上の３つをあげています。

ここで、「9条各号のいずれかに該当する」とは、①罰金以上の刑に処せられた者、②上記①に該当する者を除くほか、保健師、助産師、看護師または准看護師の業務に関し犯罪または不正の行為があった者、③心身の障害により保健師、助産師、看護師または准看護師の業務を適正に行うことができない者として厚生労働省令で定めるもの、④麻薬、大麻またはあへんの中毒者です。

上記の①～④に該当するに至った場合、戒告、業務停止、免許の取消しの行政処分を受けることになります。処分については各資格の箇所でも説明していますので参照してください。

IN CONCLUSION

- 医療事故が発生した際、医療従事者には、民事上の責任、刑事上の責任、行政上の責任、以上の3つが生じるおそれがある。
- 民事上の責任が発生する場合、不法行為責任（民法709条）か、債務不履行責任（民法415条）によって責任を問われることになる。
- 「過失」とは、「ある結果の発生を予見することができたにもかかわらず、それを回避する義務を尽くさなかったこと」を意味する。すなわち、注意義務違反をいう。
- 使用者責任（民法715条）によって、医療事故を起こした医療従事者を雇っている使用者（病院など）が、責任を負う可能性もある。

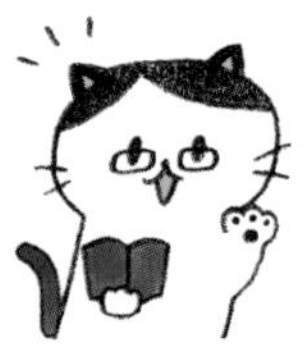

「医療事故が起きたときのことを考えるなんて、そもそも不謹慎では……？」
もしかしたらそう考える人もいるかもしれません。
でも、そう考えられる人はきっと、患者さんのことを心の底から真剣に思いやることのできる、すてきな医療従事者になれると猫は思うニャ。

看護師国家試験過去問題（解答・解説）

問題

■ 生活保護法に基づき保護を決定するのはどれか。（104 回・午前 32）

1. 保健センター
2. 福祉事務所
3. 保健所
4. 病院

解説

1. × 2. ○ 3. × 4. ×

生活保護法は、生活に困窮する者に対して必要な保護を行い、健康で文化的な最低限度の生活を保障するとともに、自立を助長することを目的とする法である。生活保護法に基づいて保護を決定するのは、福祉事務所である。保健センターは、地域保健法に基づいて市町村に設置され、直接住民に身近な保健サービス（第一次予防）を行う。保健所は、地域保健法に基づいて、広域的・専門的な保健サービス（第二次予防）を行う。病院は、医療法に基づく医療施設である。

正答 2

問題

■ 育児休業、介護休業等育児又は家族介護を行う労働者の福祉に関する法律〈育児・介護休業法〉で定められているのはどれか。（104 回・午前 35）

1. 妊産婦が請求した場合の深夜業の禁止
2. 産後 8 週間を経過しない女性の就業禁止
3. 生後満 1 年に達しない生児を育てる女性の育児時間中のその女性の使用禁止
4. 小学校就学の始期に達するまでの子を養育する労働者が請求した場合の時間外労働の制限

解説

1. × 2. × 3. × 4. ○

育児・介護休業法では、育児・介護休業のほかに、小学校就学の始期に達するまでの子を養育する労働者について、子の看護休暇、所定外労働の免除、時間外労働・深夜業の制限、所定労働時間の短縮措置について申請できることが定められている。妊産婦が請求した場合の深夜業の禁止や、産前 6 週間の休業の請求、産後 8 週間を経過しない女性の就業禁止、生後満 1 年に達しない生児を育てる女性の育児時間中のその女性の使用禁止は、労働基準法で定められている。

正答 4

問題

■ 精神科病院に医療保護入院をしている患者から退院請求があった。入院継続の適否について判定するのはどれか。（104 回・午前 68）

1. 保健所
2. 地方裁判所
3. 精神医療審査会
4. 地方精神保健福祉審議会

解説

1. × 2. × 3. ○ 4. ×

医療保護入院患者から退院請求があった場合に、入院継続の適否について判定するのは、精神医療審査会である。精神保健福祉法に基づいて都道府県に設置され、事務は精神保健センターが行う。保健所は、精神保健の地域における精神衛生行政の第一線機関であり、地域精神保健福祉活動を推進する。地方裁判所は、医療観察法に基づき、精神保健判定医から精神保健審判員を任命する。地方精神保健福祉審議会は都道府県の任意で設置される保健医療福祉の諮問機関である。

正答 3

問題

■ 要介護状態の区分の審査判定業務を行うのはどれか。 (104 回・午後 4)

1. 介護認定審査会
2. 介護保険審査会
3. 社会福祉協議会
4. 社会保障審議会

◇解説

1. ○ 2. × 3. × 4. ×

介護保険の要介護認定は、保険者である市町村が行う。申請を受けた市町村が行う訪問による認定調査の結果で、コンピューターによる一次判定が行われ、市町村が設置する介護認定審査会が二次判定を行う。介護保険審査会は、都道府県が設置する介護保険に関する苦情処理等を行う機関である。社会福祉協議会は、日常生活自立支援事業などを行う。社会保障審議会は、社会保障制度や人口問題について調査・審議し、厚生労働大臣または関係行政機関に意見を述べる。

正答 1

問題

■ 嚥下困難のある患者への嚥下訓練において連携する職種で最も適切なのはどれか。 (104 回・午後 10)

1. 歯科技工士
2. 言語聴覚士
3. 義肢装具士
4. 臨床工学技士

◇解説

1. × 2. ○ 3. × 4. ×

嚥下困難のある患者の嚥下訓練において連携する職種で、最も適切なのは言語聴覚士である。言語聴覚士は音声、言語、聴覚、嚥下の機能に関する評価や訓練を行う。歯科技工士は義歯の作製にかかわる。義肢装具士は、医師が処方した義肢装具の採型・採寸ならびに適合・調整を行う。臨床工学技士は、臨床で血液浄化装置、人工心肺装置、人工呼吸器等の生命維持管理装置の操作および保守点検を行う。いずれも厚生労働大臣から免許が交付される国家資格の医療専門職である。

正答 2

問題

■ 日本国憲法第 25 条で定められているのはどれか。 (104 回・午後 35)

1. 国民の平等性
2. 国民の生存権
3. 国民の教育を受ける権利
4. 国及び公共団体の賠償責任

◇解説

1. × 2. ○ 3. × 4. ×

日本国憲法第 25 条には「すべて国民は、健康で文化的な最低限度の生活を営む権利を有する」「国は、すべての生活部面について、社会福祉、社会保障および公衆衛生の向上および増進に努めなければならない」とあり、国民の生存権の保障と、社会保障に対する国の責務について定められている。国民の平等性は、第 14 条に定められている。国民の教育を受ける権利は、第 26 条に定められている。国および公共団体の賠償責任については、第 17 条に定められている。

正答 2

問題

■ **看護師の業務で正しいのはどれか。** (104回・午後39)

1. グリセリン浣腸液の処方
2. 褥婦への療養上の世話
3. 酸素吸入の流量の決定
4. 血液検査の実施の決定

解説

1. × 2. ○ 3. × 4. ×

保健師助産師看護師法において、看護師の業務は「傷病者もしくは褥婦に対する療養上の世話または診療の補助を行う」と定められている。診療の補助として看護師が医師の指示を受けて行うことのできる業務には、静脈内注射や経管栄養、褥瘡処置、血圧測定、吸引、吸入、摘便、浣腸、導尿などの相対的医行為がある。グリセリン浣腸液の処方、酸素吸入の流量の決定、血液検査の実施の決定は、医師法による医師の業務である。

正答 2

問題

■ **看護師の人員配置基準について定めた法律はどれか。** (104回・午後48)

1. 医療法
2. 労働基準法
3. 保健師助産師看護師法
4. 看護師等の人材確保の促進に関する法律

解説

1. ○ 2. × 3. × 4. ×

医療法は、病院等の医療機関に関して、看護師などの人員配置基準のほか、病床の種類、医療施設の管理者、病室の基準、看護記録など診療に関する諸記録について定めている。労働基準法は、労働時間、休日、賃金など労働条件の最低基準を定めている。保健師助産師看護師法は、看護師の業務や義務、罰則規定について定めている。看護師等の人材確保の促進に関する法律は、看護師等の確保の促進、看護師等の養成、処遇の改善、資質の向上、就業の促進等を定めている。

正答 1

問題

■ **介護保険の給付はどれか。** (105回・午前4)

1. 年金給付
2. 予防給付
3. 求職者給付
4. 教育訓練給付解説

解説

1. × 2. ○ 3. × 4. ×

介護保険の給付は、大きく分けると介護給付と予防給付になる。予防給付は要支援者に対する給付であり、介護給付は要介護者に対する給付である。年金給付は年金保険による給付である。公的年金制度には、国民年金、厚生年金、共済年金があり、それぞれ老齢・障害・死亡・退職（国民年金は除く）などの保険事故による年金給付がある。求職者給付と教育訓練給付は雇用保険による給付である。そのほか雇用保険による給付は、就職促進給付と雇用継続給付がある。

正答 2

問題

■ 保健所の設置主体で正しいのはどれか。 (105回・午前9)

1. 国
2. 都道府県
3. 社会福祉法人
4. 独立行政法人

◆解説

1. × 2. ○ 3. × 4. ×

保健所は、地域保健法に基づいて都道府県、政令指定都市、中核市、特別区などに設置される。地域住民の健康を支える中核施設で、疾病の予防、衛生の向上など、地域住民の健康の保持増進に関する業務を行う。国は、地域保健に関する情報の収集、調査および研究、地域保健対策に係る人材の養成、市町村および都道府県に対する技術的および財政的援助などを行う。社会福祉法人は社会福祉事業を行う。独立行政法人は、政府の事業から運営の効率化のために分離独立された、大学、博物館、病院、研究機関などである。

正答 2

問題

■ 学校保健について正しいのはどれか。 (105回・午前35)

1. 学校医は健康相談を実施する。
2. 校長は学校医を置くことができる。
3. 教育委員会は小学校入学1年前の児童に対して健康診断を実施する。
4. 学校医は感染症に罹患した児童生徒の出席を停止させることができる。

◆解説

1. ○ 2. × 3. × 4. ×

学校保健は学校保健安全法に基づき行われる。学校医はすべての学校に配置され、健康相談や保健指導、健康診断などに従事する。学校医を置くことは義務であり、学校長ではなく学校設置者が任命する。教育委員会は就学前年度の11月30日(入学の4か月前)までの児童に対して健康診断を実施する。感染症に罹患した児童生徒の出席を停止することができるのは学校長である。

正答 1

問題

■ 就労している妊婦に適用される措置と根拠法令との組合せで正しいのはどれか。 (105回・午前55)

1. 時差出勤――――――――――――母子保健法
2. 産前産後の休業――――――――――児童福祉法
3. 軽易業務への転換―――――――――母体保護法
4. 危険有害業務の制限――――――――労働基準法

◆解説

1. × 2. × 3. × 4. ○

時差出勤、産前産後の休業、軽易業務への転換、危険有害業務の制限は、すべて労働基準法に基づき就労している妊婦に適用される措置である。その他、男女雇用機会均等法においても時差出勤など就労している妊婦に対する保護的な措置がある。母子保健法には、就労の有無にかかわらず、すべての乳幼児と母親の健康をはかるための措置が規定されている。児童福祉法は児童の福祉のための措置が規定されている。母体保護法は、すべての母体の健康の保持を目的に人工妊娠中絶や不妊手術等について規定している。

正答 4

問題

■ 医師の指示がある場合でも看護師に禁止されている業務はどれか。 (105回・午後5)

1. 静脈内注射
2. 診断書の交付
3. 末梢静脈路の確保
4. 人工呼吸器の設定の変更

解説

1．× 2．○ 3．× 4．×

看護師の業務は、保健師助産師看護師法により「傷病者若しくはじょく婦に対する療養上の世話又は診療の補助を行う」ことと定義されている。診療の補助として、医師の指示のもと一部の医療行為を行うことが認められているが、薬剤の処方、死亡の判定、診断書の交付、切開・縫合などの手術、動脈穿刺、X線撮影、眼球注射、気管内挿管などは絶対的医行為であり、看護師が行うことはできない。静脈内注射や末梢静脈路の確保、人工呼吸器の設定の変更などは、医師の指示があれば看護師が実施できる。

正答 2

問題

■ 医療法には「診療所とは、患者を入院させるための施設を有しないもの又は［　　］人以下の患者を入院させるための施設を有するもの」と定められている。
［　　］に入るのはどれか。 (105回・午後8)

1. 16
2. 17
3. 18
4. 19

解説

1．× 2．× 3．× 4．○

医療法は、病院等の医療機関に関する法律で、病院、診療所、助産所のほか、介護老人保健施設、調剤を実施する薬局などの開設・管理・整備の方法などを定めている。診療所は、医師・歯科医師が、公衆・特定多数人のため医業・歯科医業を行う場所で、「患者を入院させるための施設を有しないもの又は19人以下の患者を入院させるための施設を有するもの」と定められている。病院は、医師・歯科医師が、公衆・特定多数人のため医業・歯科医業を行う場所であって、「20人以上の患者を入院させるための施設を有するもの」と定められている。

正答 4

問題

■ 精神保健指定医を指定するのはどれか。 (105回・午後60)

1. 保健所長
2. 都道府県知事
3. 厚生労働大臣
4. 精神保健福祉センター長

解説

1．× 2．× 3．○ 4．×

精神保健指定医は、精神保健及び精神障害者福祉に関する法律（精神保健福祉法）に基づいて、厚生労働大臣が指定する。精神障害者の措置入院や医療保護入院の要否、行動の制限等の判定を行う。精神障害者に対して指定医の診察および必要な保護の申請を行う場合や、精神科入院患者が退院を希望している場合は、保健所長を経て都道府県知事に対して届け出される。精神保健福祉センターは、地域精神保健福祉活動の拠点となる機関であり、保健所や市町村その他精神保健福祉関係機関を技術的に支援する。

正答 3

問題

■ 介護保険法で第 1 号被保険者と規定されているのはどれか。　（106 回・午前 4）

1. 45 歳以上
2. 55 歳以上
3. 65 歳以上
4. 75 歳以上

解説

1. ×　2. ×　3. ○　4. ×

介護保険法は 2000（平成 12）年に施行された、最も新しい社会保険である。地域の住民が被保険者として加入する地域保険に分類される。被保険者は、第 1 号被保険者と第 2 号被保険者に分けられる。第 1 号被保険者は、すべての地域住民のなかの 65 歳以上の者と規定されている、40 歳以上 65 歳未満の医療保険加入者である地域住民は、第 2 号被保険者となる。保険を管理運営する保険者は、市区町村および特別区が基本となっている。

正答 3

問題

■ 医療法で「地域の医療従事者の資質の向上を図るための研修を行わせる能力を有すること」と定められているのはどれか。　（106 回・午前 9）

1. 助産所
2. 診療所
3. 特定機能病院
4. 地域医療支援病院

解説

1. ×　2. ×　3. ×　4. ○

選択肢はいずれも医療法で定められている施設である。地域医療支援病院は、地域の医療従事者の資質の向上をはかるための研修を行わせる能力を有するほかに、救急医療の提供、施設や MRI 等高度医療機器の共同利用などの機能を通じて地域医療機関の支援を行う病院と定められている。助産所は、助産師が助産や、妊婦や褥婦もしくは新生児の保健指導を行う。診療所は 19 床以下の医療施設である。特定機能病院は、厚生労働大臣の指定を受け、高度な医療の提供、高度な医療技術の開発・評価・研修を行う病院である。

正答 4

問題

■ 看護師が医療事故を起こした場合の法的責任について正しいのはどれか。　（106 回・午前 45）

1. 罰金以上の刑に処せられた者は行政処分の対象となる。
2. 事故の程度にかかわらず業務停止の処分を受ける。
3. 民事責任として業務上過失致死傷罪に問われる。
4. 刑法に基づき所属施設が使用者責任を問われる。

解説

1. ○　2. ×　3. ×　4. ×

看護師が医療事故を起こした場合、保健師助産師看護師法第 14 条により、罰金以上の刑に処せられた者は行政処分の対象となる。行政処分では、厚生労働大臣が、免許取り消し、または業務停止を命じる。処分内容の決定は、司法処分の量刑を参考に、その事案の重大性、看護師等に求められる倫理、国民に与える影響等の観点から、個別に判断される。民事責任としては損害賠償が求められる。医療事故では刑事責任として業務上過失致死傷罪に問われる。所属施設が使用者責任を問われるのは民法第 715 条による。

正答 1

□ 問題

■ 出産や育児に関する社会資源と法律の組合せで正しいのはどれか。（106 回・午前 60）

1. 入院助産――――――――児童福祉法
2. 出産扶助――――――――母体保護法
3. 出産手当金―――――――母子保健法
4. 養育医療――――――――児童手当法

◆ 解説

1. ○　2. ×　3. ×　4. ×

入院助産は、児童福祉法に基づく、出産費用の助成である。出産にあたり、経済的な理由で病院または助産所に入院できない妊産婦に対して、その費用を助成する。出産扶助は、生活保護法に基づく出産費に充てるための費用の支給である。出産手当金は健康保険法上の給付である。産前産後の休暇中に給与を受け取っていない場合に、申請によって給付が受けられる。養育医療は、母子保健法に基づき、1 歳未満の未熟児の医療費の一部が公費負担される制度である。

正答 1

□ 問題

■ 医療職や介護職の業務で法律に規定されているのはどれか。（106 回・午前 77）

1. 介護福祉士は訪問看護ができる。
2. 薬剤師は薬を処方することができる。
3. 臨床検査技師は肘静脈から採血ができる。
4. 看護師は病院の管理者となることができる。
5. 診療放射線技師はエックス線写真に基づく診断ができる。

◆ 解説

1. ×　2. ×　3. ○　4. ×　5. ×

介護福祉士は、社会福祉士及び介護福祉士法により規定され、訪問介護等を行うことができる。薬の処方は医師法に基づき医師が行う。薬剤師は医師の処方に基づいて調剤を行う。臨床検査技師は、臨床検査技師等に関する法律に、診療の補助としての採血が認められ、耳朶、指頭および足蹠の毛細血管、肘静脈、手背および足背や四肢の表在静脈から検査目的に限り採取できる。病院の管理者は、医療法により医師を配置する。X 線写真に基づく診断は医師法に基づき医師が行う。診療放射線技師は、放射線検査に伴う照射や撮影データの画像処理、放射線治療における線量計算などを行う。

正答 3

□ 問題

■ 保健師助産師看護師法に定められているのはどれか。（106 回・午後 32）

1. 免許取得後の臨床研修が義務付けられている。
2. 心身の障害は免許付与の相対的欠格事由である。
3. 看護師籍の登録事項に変更があった場合は 2 か月以内に申請する。
4. 都道府県知事は都道府県ナースセンターを指定することができる。

◆ 解説

1. ×　2. ○　3. ×　4. ×

保健師助産師看護師法には、看護師の業務や責務、義務、欠格事由、罰則規定などに関する事項が定められている。心身の障害、薬物依存、罰金以上の刑、犯罪・不正行為、医療従事者としての品位に欠ける行いなどが、免許を付与しない相対的欠格事由として明記されている。看護師籍の登録事項に変更があった場合は 30 日以内に申請することも同法に定められている。看護師本人が免許取得後の臨床研修を受ける義務や、都道府県知事が都道府県ナースセンターを指定することについては、看護師等の人材確保の促進に関する法律に定められている。

正答 2

問題

■ 2人以上の精神保健指定医による診察結果の一致が要件となる入院形態はどれか。　(106回・午後56)

1. 応急入院
2. 措置入院
3. 医療保護入院
4. 緊急措置入院

◆解説

1. ×　2. ○　3. ×　4. ×

精神科の入院形態には4種類ある。2人以上の精神保健指定医による診察結果の一致が要件となるのは措置入院である。都道府県知事の権限で行われ、公費負担がある。指定医1名の判断によるときは72時間に限り緊急措置入院ができる。医療保護入院は、指定医1名の診察でその者の保護のために入院が必要と判断され、家族等の同意がとれた場合に実施される。家族等の同意も本人の同意も得られない場合には、精神保健指定医1名の診療により72時間に限り応急入院ができる。

正答 2

問題

■ 労働基準法で定められているのはどれか。2つ選べ。　(107回・午前86)

1. 妊娠の届出
2. 妊婦の保健指導
3. 産前産後の休業
4. 配偶者の育児休業
5. 妊産婦の時間外労働の制限

◆解説

1. ×　2. ×　3. ○　4. ×　5. ○

労働基準法には、母性保護と両立支援を目的として、産前産後の休業や育児時間のほかに、妊産婦の時間外労働・休日労働・深夜業の制限、妊婦の軽易業務転換、妊産婦等の危険有害業務の就業制限、妊産婦に対する変形労働時間制の適用制限について定められている。妊娠の届出や妊婦の保健指導については母子保健法に定められている。出産した女性と配偶者の育児休業については、育児休業、介護休業等育児又は家族介護を行う労働者の福祉に関する法律(育児・介護休業法)に定められている。

正答 3, 5

問題

■ 医療提供の理念、病院・診療所等の医療を提供する場所、その管理のあり方を定めたのはどれか。
(108回・午前75)

1. 医療法
2. 医師法
3. 健康保険法
4. 保健師助産師看護師法

◆解説

1. ○　2. ×　3. ×　4. ×

医療提供の理念、病院・診療所などの医療を提供する場所、その管理のあり方を定めているのは医療法である。医師法は、医師の任務、免許、試験、業務、卒後臨床研修、審議会および医師試験委員、義務、罰則などについて規定している。健康保険法は、事業所の雇用労働者およびその被扶養者を対象とする健康保険について規定している。保健師助産師看護師法は、保健師、助産師、看護師の各職種の定義、免許制度、試験制度、学校・養成所、業務範囲などについて規定している。

正答 1

問題

■ 日本の公的医療保険制度に含まれるのはどれか。２つ選べ。（108回・午前87）

1. 年金保険
2. 雇用保険
3. 船員保険
4. 組合管掌健康保険
5. 労働者災害補償保険

解説

1. × 2. × 3. ○ 4. ○ 5. ×

日本の社会保険制度には、医療保険、年金保険、介護保険、労働者災害補償保険、雇用保険の5種類がある。そのうちの医療保険制度には、健康保険、共済組合（短期給付）、船員保険（疾病部門）、国民健康保険があり、健康保険には組合管掌健康保険と、全国健康保険協会管掌健康保険がある。

正答 3，4

問題

■ 介護保険の第１号被保険者で正しいのはどれか。（108回・午後29）

1. 介護保険料は全国同額である。
2. 介護保険被保険者証が交付される。
3. 40歳以上65歳未満の医療保険加入者である。
4. 介護保険給付の利用者負担は一律3割である。

解説

1. × 2. ○ 3. × 4. ×

介護保険の第1号被保険者は、介護保険の保険者となる自治体の地域の65歳以上の住民全てである。第1号被保険者には介護保険被保険者証が交付される。介護保険料は、保険者となる市区町村で独自に決められる。40歳以上65歳未満の医療保険加入者は第2号被保険者となる。介護保険給付の利用者負担は原則1割であるが、年収が高い場合は2割負担や3割負担になる。

正答 2

※本書に掲載の「看護師国家試験過去問題」の解答・解説については、『杉本由香編著：2020年版看護師国家試験 国試過去問題集．学研メディカル秀潤社，2019』より抜粋しています。

Memo

Memo

Memo

●数字／欧文

5疾病・5事業および在宅医療 …… 77
A類疾病 …… 115
B類疾病 …… 115
X線写真 …… 77

●あ行

あへん法 …… 131
あん摩マツサージ指圧師、はり師、きゆう師等に関する法律 …… 50
以下 …… 11
医業 …… 24, 36
育児休業 …… 197
育児休業、介護休業等育児又は家族介護を行う労働者の福祉に関する法律 …… 197
医行為 …… 36
医師法 …… 33
慰謝料 …… 206
以上 …… 11
異状死体等の届出義務 …… 38
医籍 …… 33
遺族年金保険 …… 180
一類感染症 …… 105
一般病床 …… 75
一般用医薬品 …… 120
委任規定 …… 6
委任命令 …… 6
医薬品、医療機器等の品質、有効性及び安全性の確保等に関する法律 …… 118
医薬品医療機器等法 …… 118
医薬分業 …… 38
医療過誤 …… 204
医療計画 …… 77
医療行為 …… 24, 36
医療水準 …… 205
医療提供施設 …… 71
医療扶助 …… 137
医療法 …… 70
医療法人 …… 78
医療保護入院 …… 92
因果関係 …… 205
インフォームド・コンセント …… 72
インフルエンザ …… 115
衛生検査所 …… 46
栄養士 …… 88
枝番号 …… 10
応急入院 …… 92
応召義務 …… 22, 36
及び …… 12

●か行

介護休業 …… 198
介護給付 …… 185
介護給付費 …… 146
戒告 …… 21
介護支援専門員 …… 188
介護認定審査会 …… 185
介護扶助 …… 137
介護保険法 …… 184
覚せい剤取締法 …… 131
過失 …… 204
学校医 …… 103
学校保健安全法 …… 101
学校保健計画 …… 101
カルテ …… 39
看護記録 …… 77
看護師 …… 18
看護師等確保推進者 …… 31
看護師等就業協力員 …… 31
看護師等の人材確保の促進に関する法律 …… 29
看護婦規則 …… 16
感染症指定医療機関 …… 107
感染症の予防及び感染症の患者に対する医療に関する法律 …… 104
感染症病床 …… 75
感染症法 …… 104
管理栄養士 …… 88
疑義照会 …… 42
規則 …… 6
救急救命士法 …… 63
救急救命処置 …… 63
救急用自動車等 …… 66
教育扶助 …… 137
行政上の責任 …… 209
行政処分 …… 21
業務独占 …… 21
業務独占の例外 …… 23
許可 …… 74
緊急事態宣言 …… 111
緊急措置入院 …… 93
訓練等給付費 …… 146
ケアマネジャー …… 188
刑事上の責任 …… 208
軽費老人ホーム …… 140
劇薬 …… 124
欠格事由 …… 19
結核病床 …… 75
健康診断 …… 102, 201
健康増進法 …… 87
健康日本21 …… 87
健康保険組合 …… 173
健康保険法 …… 173

言語聴覚士法 59
検査所見記録 77
検体検査 44
憲法 4
権利侵害 205
故意 204
項 9
号 10
後期高齢者医療制度 172, 178
公共職業安定所 31
厚生年金保険法 183
高齢者の医療の確保に関する法律 178
超える 11
告示 7
国民皆保険制度 172, 176
国民健康・栄養調査 88
国民健康保険 172
国民健康保険法 176
国民年金法 181
子育て世代包括支援センター 98
国会 5
国家からの自由 4
国家による自由 4
子ども・子育て支援法 164
子どもの貧困対策の推進に関する法律 168
子の看護休暇 198
雇用保険法 189
五類感染症 105

さ行

財産的損害 206
債務不履行責任 206
作業療法士 47
産婆規則 16
三類感染症 105
歯科医業 36
歯科医師法 33
支給決定 146
支給認定 147
施行規則 3
施行令 3
仕事・子育て両立支援事業 166
死産証書 22
死胎検案書 22
市町村障害者計画 144
市町村特別給付 185
市町村保健センター 86
指定感染症 106
児童委員 155
児童買春、児童ポルノに係る行為等の規制及び処罰並びに児童の保護等に関する法律 169
児童買春・児童ポルノ禁止法 169
児童家庭支援センター 154
児童虐待 158
児童虐待の防止等に関する法律 158
児童厚生施設 153
児童自立支援施設 154
児童心理治療施設 154
児童相談所 152
児童発達支援センター 154
児童福祉司 154
児童福祉施設 153
児童福祉審議会 154
児童福祉法 152
児童養護施設 153
社会医療法人 78
社会規範 2
社会権 136
社会福祉主事 135, 138
社会福祉法 134
就学前の子どもに関する教育、保育等の総合的な提供の推進に関する法律 167
住宅扶助 137
手術記録 77
受胎調節 100
受胎調節実地指導員 100
出産扶助 138
出生証明書 22
受動喫煙 89
守秘義務 25, 39
准看護師 18
障害児入所施設 153
障害者基本計画 144
障害者基本法 142
障害者総合支援法 145
障害者の日常生活及び社会生活を総合的に支援するための法律 145
障害年金保険 180
消極的要件 19
使用者責任 207
照射録 53
条文 9
静脈注射 24
省令 5
条例 7
助産師 17
助産施設 153
助産録 23
処方箋 38, 42, 124
自立支援医療費 147
自立支援給付 146
人員配置 75
新型インフルエンザ等感染症 105

新型インフルエンザ等対策特別措置法……111
新感染症……105
人工妊娠中絶……100
人材確保促進法……29
侵襲行為……24
身体障害者更生相談所……149
身体障害者手帳……149
身体障害者福祉司……149
身体障害者福祉法……148
身体的虐待……158
新法は旧法に優先する……8
心理的虐待……158
診療所……73
診療日誌……77
診療の補助……18, 24
診療放射線技師法……51
診療録……39, 77
速やかに……13
生活扶助……137
生活保護法……136
生業扶助……138
精神科病院……91
精神障害者保健福祉手帳……93
精神的損害……206
精神病床……75
精神保健及び精神障害者福祉に関する法律……90
精神保健指定医……91
精神保健福祉センター……91
精神保健福祉相談員……94
精神保健福祉法……90
生存権……136
制定法……3
性的虐待……158
成文法……3
生命維持管理装置……55
生理学的検査……46
政令……5
籍……20
責務規定……71
積極的要件……19
絶対的医行為……24
絶対的欠格事由……19
全国健康保険協会……173
臓器移植法……79
臓器の移植に関する法律……79
臓器売買の禁止……81
葬祭扶助……138
相対的医行為……24
相対的欠格事由……19
措置入院……92
損害……206

●た行

第一種社会福祉事業……134
第二種社会福祉事業……134
大麻取締法……131
堕胎罪……99
直ちに……13
地域医療支援病院……73
地域保健法……84
遅滞なく……13
知的障害者福祉法……151
中央ナースセンター……32
長寿医療制度……178
聴聞……21
通達……7
通知……7
時……13
とき……13
特定機能病院……73
特定給食施設……88
特定病原体等……107
特別法は一般法に優先する……8
特別養護老人ホーム……140
毒薬……124
都道府県障害者計画……144
都道府県ナースセンター……31
届出……74

●な行

ナースセンター……31
乃至……14
並びに……12
日本薬局方……123
乳児院……153
二類感染症……105
任意入院……92
認定子ども園……165
認定子ども園法……165
ネグレクト……158
年金保険……180
脳死の判定……80
ノーマライゼーション……142

●は行

場合……13
配置基準……76
ハローワーク……31
判例……3
被扶養者……173
被保険者……173
秘密漏洩罪……39
病院……73

病院日誌……77
被用者保険……172
病床……75
福祉事務所……135, 140
父子家庭……162
不妊手術……99
不文法……3
不法行為責任……204
不利益取扱いの禁止……199
府令……5
弁明の機会の付与……21
保育士……155
保育所……153
法……2
法人……78
法律……5
法律不遡及の原則……8
保健師……17
保健師助産師看護師法……16
保健室……101
保険者……173
保健所……85
保健婦規則……16
保健婦助産婦看護婦法……16
母子及び父子並びに寡婦福祉法……161
母子家庭等……162
母子健康手帳……96
母子健康包括支援センター……98
母子生活支援施設……153
母子保健法……95
母体保護法……99

●ま行

又は……12
麻薬及び向精神薬取締法……127
まん延防止措置……112
未満……11
民事上の責任……204
民生委員……138
無診察治療等の禁止……37
名称独占……21
命令……5
免許……19
免許の取消し……21
若しくは……12

●や行

薬学共用試験……41
薬剤師法……40
薬事法……118
薬局……120
薬局医薬品……120
要介護状態……185
養護老人ホーム……140
要支援状態……187
要指導医薬品……120
幼保連携型認定子ども園……153
要保護児童……157
予防給付……185
予防接種法……113
四類感染症……105

●ら行

理学療法士……47
理学療法士及び作業療法士法……47
立憲主義……4
療養上の世話……18, 24
療養病床……75
臨検……160
臨床研究中核病院……73
臨床検査……45
臨床検査技師等に関する法律……44
臨床研修……36
臨床工学技士法……55
老人介護支援センター……141
老人居宅生活支援事業……140
老人短期入所施設……141
老人デイサービスセンター……141
老人福祉センター……141
老人福祉法……139
労働安全衛生法……200
労働基準法……194
労働者災害補償保険法……190
老齢年金保険……180

Basic & Practice　看護学テキスト 専門基礎分野
看護・医療を学ぶ人のための　よくわかる関係法規
改訂第２版

2020年1月5日　　初　刷　第1刷発行
2021年1月15日　　初　刷　第2刷発行
2022年9月30日　　第2版　第1刷発行
2024年1月30日　　第2版　第2刷発行

編　著　　松原(まつばら)　孝明(たかあき)
発行人　　土屋　徹
編集人　　小袋　朋子

発行所　　株式会社Gakken
〒141-8416　東京都品川区西五反田2-11-8

印刷・製本　TOPPAN株式会社

この本に関する各種お問い合わせ先
●本の内容については、下記サイトのお問い合わせフォームよりお願いします。
https://www.corp-gakken.co.jp/contact/
●在庫については　Tel 03-6431-1234(営業)
●不良品(落丁、乱丁)については　Tel 0570-000577
学研業務センター　〒354-0045 埼玉県入間郡三芳町上富279-1
●上記以外のお問い合わせは　Tel 0570-056-710(学研グループ総合案内)

● ショメイ：カンゴ・イリョウヲマナブヒトノタメノ　ヨクワカルカンケイホウキ
カイテイダイ2ハン

本書に記載されている内容は、出版時の最新情報に基づくとともに、臨床例をもとに正確かつ普遍化すべく、著者、編者、監修者、編集委員ならびに出版社それぞれが最善の努力をしております。しかし、本書の記載内容によりトラブルや損害、不測の事故等が生じた場合、著者、編者、監修者、編集委員ならびに出版社は、その責を負いかねます。
また、本書に記載されている医薬品や機器等の使用にあたっては、常に最新の各々の添付文書や取り扱い説明書を参照のうえ、適応や使用方法等をご確認ください。

株式会社Gakken